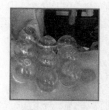

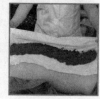

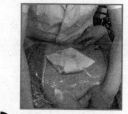

四种濒临消亡的中医特色诊疗技术

主编 刘剑锋

中国医药科技出版社

内 容 提 要

  本书是由中央级公益科研经费资助的公益科研项目，从近 20 年间发现的民间中医药特色诊疗技术中，选取四种相对具有系统操作方法、禁忌、注意事项等比较完整的非药物疗法，并附有技术持有人提供的小样本病例，这四种方法全部为非侵入人体的技术。

  本书可供中医医疗、保健、科研等人员使用和参考，也可供中医爱好者学习。建议大家在安全有效的前提下开展相关后续研究工作，先在小范围内开展培训，经大家重复实践证明其安全性和有效性后，再开展后续研究、推广等相关工作。

图书在版编目（CIP）数据

  四种濒临消亡的中医特色诊疗技术 / 刘剑锋主编. —北京：

中国医药科技出版社，2016.6

  ISBN 978-7-5067-8503-7

  Ⅰ.①四…   Ⅱ.①刘…   Ⅲ.①中医诊断学 ②中医治疗法

Ⅳ.①R24

  中国版本图书馆CIP数据核字（2016）第106124号

美术编辑   陈君杞

版式设计   麦和文化

出版 中国医药科技出版社

地址 北京市海淀区文慧园北路甲 22 号

邮编 100082

电话 发行：010-62227427   邮购：010-62236938

网址 www.cmstp.com

规格 710 × 1000mm $^1/_{16}$

印张 10 $^1/_2$

字数 143 千字

版次 2016 年 6 月第 1 版

印次 2017 年 5 月第 2 次印刷

印刷 三河市国英印务有限公司

经销 全国各地新华书店

书号 ISBN 978-7-5067-8503-7

定价 28.00 元

四种濒临消亡的中医特色诊疗技术

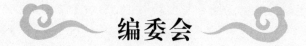 编委会

主　　编　刘剑锋
编　　委　（按姓氏笔画排列）
　　　　　王柳青　刘　谦　刘佰汇　刘剑锋
　　　　　狄　颖　秦培洁　程志立
技术持有人　朱　玲　朱永夫　李大连　鞠秀丽

代序

"这种损失，是整个国家的"

——从一位民间中医故去说起

人民政协报 2015年9月23日 第05版
作者：刘喜梅

　　采访中国中医科学院刘剑锋教授时，他要求先讲述一个关于民间中医的故事。

民间中医也有"独门绝学"

　　那是在2010年秋天，刘剑锋接到老家一位程姓朋友的电话，请他到北京香山的杏林苑来一趟，以帮忙鉴定一下他们所找的民间中医的水平。

　　原来，这位肥胖的程先生身患严重的腰椎间盘突出症，不能坐立已经4月有余，卧床也需要两人搀扶。在当地省中医院医治无效又分别转诊到北京的两大医院，均效果不佳。无奈之下，程先生抱着试试看的态度经人介绍找到一位民间老中医。虽然决定试试，但程先生对该中医的"能耐"还是半信半疑。所以，把同为中医的刘剑锋找来验证一下，该民间中医究竟是有"独门绝学"还是江湖骗子。

　　其实，这位杜姓老中医是一位部队退休干部，行医并不是他的主要工作。只是年轻时他曾经跟随一位民间中医学习过系统的中医手法治疗，在治疗颈椎病、腰椎间盘突出症等方面效果显著，他还因此做过第四军医大学的工农兵学员。

作为中国中医科学院的干部特需门诊专家，刘剑锋行医多年，对中医的各种疗法也大都有所耳闻。不过杜老为程先生施行的按摩治疗手法，他以前从未见过。半小时后，程先生自我感觉良好，要求站起来试试，无碍。于是跟大家同坐一桌吃饭，饭后又散步一小时，也没问题。又经两次巩固之后，程先生的病症已经基本痊愈。杜老告诉刘剑锋，如果骨头没有损伤，像程先生之类的疾病三次手法治疗就能基本痊愈。

感叹于杜老手法治疗的神奇，20几天后，刘剑锋与杜老相约，带几位腰椎间盘突出症的患者前往杜老家中请他会诊。约定的时间是下午五点半，结果五点钟赶到杜老家的小区时，从杜老老伴的电话中得知，杜老已于半小时前突发心肌梗死去世。

多项中医技术和手法濒临失传

杜老的离世，让刘剑锋很受打击。杜老师承民间中医，他没有专业行医，也没有将自己的医术传于后人，他的离去，就代表着又一种中国民间中医技术的消失。这种损失，是整个国家的。

更让刘剑锋焦虑的是，这种悲剧，每年都在重复上演。刘剑锋的另一个身份，是中国中医科学院医史文献所民间传统医药研究室主任，因而挖掘并保护民间中医，也是他行医20余年来一直在专注的事情。对刘剑锋而言，对民间传统医药尤其是传统中医的挖掘和保护已经到了"时不我待"的地步。

"民间中医药是中医药的重要组成部分，在一定程度上可以说是中医药产生和发展的源头。比如我们熟知且在国际上认可度较高，用于治疗白血病的三氧化二砷中医药，以及云南白药、片仔癀、三九胃泰等中医药均出自于民间。但近些年由于保护不善，中医药的特色诊疗技术、方法都濒临着失传。"刘剑锋遗憾地向记者表示。

"中医药源自民间，中医药的许多理论和知识是在民间积累起来的，然后才从民间逐步走向殿堂、走向课堂、走向院所。所以我们的当务之急，就是尽快到民间去搜集这些即将失传的民间医药知识和技术，然后加以总结和利用。"刘剑锋如此呼吁。其实，不只是刘剑锋持有这样的观点。2012年11月，国家中医药管理局局长王国强在中国医史文献所成立30周年大会上也曾指出，一定要重视民间医药的调查研究、抢救挖掘。不要因为我们穿上皮鞋就忘记穿草鞋的了，别忘了我们也是穿着草鞋走过来的。

"但是目前我们对民间中医及其知识、文献的整理、筛选做得远远不够。"据刘剑锋介绍，新中国刚成立时，我国居民每万人拥有6名中医师，而现在这个数据缩小了一半，变为了3/10000。"这固然和增加了不少西医有关，但更重要的原因其实是由于国家层面对中医西化的管理，这其中又以1999年开始实施的执业医师法为拐点。"

执业医师法的实施成为拐点，是因为在我国，民间中医师几乎无外乎依靠师承、家传、自学（包括久病成医）这几种途径。不管是哪种途径，没有经过系统的医学院教育的民间中医们，要通过标准化的执业医师资格考试的可能性都微乎其微。而没有执业医师证书的中医们要继续行医，就是非法行医，一大批民间中医师因而陷入发展的绝境。

"需要说明的是，指出执业医师法的实施给民间中医发展带来的困境，并不是否认国家的执业医师制度，而是希望国家在政策层面能对民间中医做适度的倾斜，根据中国中医师的实际发展状况制定一些可以操作的执业标准。毕竟，历史上千百年的时间都是这些民间中医在守护着中国人的健康。"刘剑锋如此建议。多年来他也一直如此呼吁，并获得了国家层面的支持。

提升中医核心竞争力的重要手段

2011年5月，中国中医科学院的《民间中医特色诊疗技术整理研究》课题正式启动，这是中国中医科学院历史上第一个有关民间中医药的国家立项课题。该课题旨在通过调研，收集民间中医药的特色诊疗技术与方药，从而逐步开展系统的民间中医药整理研究和推广工作。课题的负责人，正是刘剑锋。

"为什么要做这个课题呢，因为特色诊疗技术是中医核心竞争力的主要体现。比如中医诊脉，可以诊断许多疾病，西医只是用来看心跳次数；中医针刺即可达到治疗目的，西医扎针只是给药的一个手段。再比如医书经典上没有记载的手诊、耳诊等诊疗手段，实践却证明其有较大的诊断价值，疗效经常会使人目瞪口呆；很多特殊典籍和教科书上没有的针刺、艾灸、拔罐、刮痧等方法，在社会实践中也行之有效。我认为，如果能够将这些中医特色诊疗技术挖掘、整理、研究和推广，将会大大增强中医的核心竞争力，提升中医药的服务能力。"刘剑锋强调。

这也是一个让刘剑锋骄傲且倍感欣慰的课题。自课题启动至今，由全国各县卫生局上报的特色诊疗项目已经有5000余个，下一步课题组将对这些项目分门别类地做进一步的挖掘和整理。

"如果我们将这些特色诊疗项目能够整理出来50个加以传承推广，对于国人的健康而言都是莫大的贡献。这些手段一般是非药物、无侵入的治疗方式，其安全、有效、经济、舒适，优势是不是显而易见？"刘剑锋反问记者。

不过刘剑锋多少还是有些遗憾。"仅仅凭借一两个课题对民间中医的挖掘和保护所能承载的力量终究还是杯水车薪，民间中医毕竟是属于一个国家的财富，它还需要更多人关注和了解，尤其是国家层面更多渠道和更大力度的支持。"

四种濒临消亡的中医特色诊疗技术

前言 ————————————————

　　2015年是中医药发展过程中里程碑式的一年，主要有三大标志性事件：国务院办公厅印发《中医药健康服务发展规划（2015－2020年）》和《中药材保护和发展规划（2015－2020年）》，中医药发展上升为国家战略，这在中国历史上是前所未有的；屠呦呦研究员获得2015年诺贝尔生理学或医学奖，这是中国医学界迄今为止获得的最高奖项，也是中医药成果获得的最高奖项；国务院常务会议通过《中华人民共和国中医药法（草案）》，并提请全国人大常委会审议。

　　2015年也是中国中医科学院具有里程碑意义的一年，主要有三大标志性事件：中国中医科学院屠呦呦研究员获得2015年诺贝尔生理学或医学奖，成为第一个获得诺贝尔自然科学奖的中国本土科学家；中国中医科学院建院60周年，中央政治局委员、国务院副总理刘延东出席纪念大会，宣读了习近平总书记的贺信和李克强总理的批示，并发表讲话，肯定了中国中医科学院在中医药事业发展中做出的贡献和取得的成绩，鼓励中医药工作者增强民族自信，勇攀医学高峰；我院黄璐琦研究员当选2015年中国工程院新增院士，成为本届最年轻院士。

　　以上事件表明：中医药事业具备了大发展的天时、地理、人和！

　　中医药事业主要是由人来完成的，中医药健康服务业关键在于服务！服务的关键是能力，体现在诊断、治疗两个节点，中医药服务能力的体现在于具有特色优势的诊疗技术！

面对国家和社会的极高期望，面对患者需求，中医药存在着服务能力不足的问题。调查表明：中国70%以上的公众相信中医，但使用中医药治疗的患者不到20%，首选中医药治疗的则更少，原因何在？

中医学历史上有着丰富多彩的诊疗方法，但是由于历史、文化等原因，中医药的服务内容变得非常单一。传统中医学诊断上有望、闻、问、切四种诊病方法，但现在看中医基本是先伸胳膊、切脉，似乎不摸脉就不是看中医。调理及治疗上，有导引、按跻、针灸、药物。药物有内用、外用，内服有膏丹丸散等几十种剂型，现在似乎不服汤药就没看中医。不是说脉诊、汤药不好，但这仅仅是中医学的一部分！服务内容单一、特色优势不明显是中医叫好不叫座的主要原因之一！

随着人类社会对健康需求的提高，对中医药的服务能力提出了更高的要求。安全、有效、方便、舒服等非药物中医诊疗技术非常符合这一趋势！

民间蕴藏着丰富多彩的中医特色诊疗技术和方法，亟待保护、挖掘、研究、提高、推广、应用，以提升中医药服务能力，为人类健康服务。但往往技术持有人不愿将技术示人，其中有"传子不传女""教会徒弟饿死师傅"等历史文化原因，同时客观上存在知识产权保护问题，将自己祖上传下来或辛苦研究的技术拿出来后，相应的权利和应有的回报没有保障，这些因素均严重制约了特色诊疗技术的传承和发展。

在现有法律体系下，一方面要发挥中医"大医精诚"的精神，一方面要保证技术持有人基本的知识产权，本书内容便是在此基础上形成的。从近十多年中发现的40多个技术中，筛选出愿意将技术传授的，帮助其整理、规范，整理成册，原则是真话可以不全说，这是技术持有人的权利，但假话全不说。

感谢四位技术持有人的无私精神，将自己多年的技术奉献给社会，打破了传统中医行业的某些陋习！

这些一线的实践经验是我们挖掘中医特色诊疗技术重要、鲜活的原始资料，在临床小样本病例的基础上，开展相应古籍、文献的相关研究，进而开展随机、双盲、对照、多中心、大样本的临床研究，并进一步开展相关机制的实验研究，以及标准化等现代研究；为临床诊疗提供良好的技术和方法，提高临床疗效，更好地为人类健康服务，是具有极大意义的事情。

四种濒临消亡的中医特色诊疗技术

同时，这些技术仅仅是技术持有人在一定范围内的实践，尚需进一步实践、研究、提高，验证其规律性、可重复性，接下来我们会不定期举办相关培训，推广这些方法，按照实践—认识—再实践—再认识的规律，验证、补充、提高、推广，让更多人受益。

希望更多学院派的中医及其他学科的科技界同仁，团结民间确有疗效的传统中医，开展相关的文献、临床、实验、标准化等研究工作；希望民间中医疗法技术持有人，站在人类健康的角度，打破一些传统陋习，将自己好的技术拿出来，用著作权等现有知识产权保护自己应有的权益，同时，发展中医药、创新中医药，让更多的人认识中医药、接受中医药、应用中医药，全面提升中医药服务能力，更好地为人类健康服务。

编　者

2016年2月

目录

朱玲新罐法综合调治

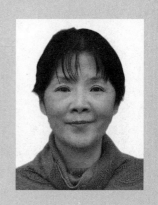

技术持有人朱玲简介

朱玲，女，1955年5月5日生于云南省昆明市，1982年毕业于云南中医学院。

中医副主任医师，全国名老中医管遵惠传承工作室传承人，原昆明圣爱中医馆外疗部技术总监，易和堂中医经络馆技术总监，中国老年保健医学研究会中医保健技术分会委员会委员，中华中医药学会外治分会委员，云南中医药学会民营中医机构管理专业委员会委员。

曾在中国中医科学院针灸研究所进修，跟随郭效宗、程红峰、吴希静等名老中医学习针灸、点穴、推拿、耳穴诊疗技术。1987年跟师云南省针灸名家文士杰之子文暄学习文家针法，2013年拜于管遵惠老师门下学习管氏针灸，2009-2014年任昆明圣爱中医馆外治疗法学术带头人、外疗部技术总监，2015年至今任易和堂中医经络馆技术总监。

朱玲新罐法
技术操作

一、背部的操作

1.准备

请受术者俯卧于治疗床，调整呼吸并处于自然放松状态，与受术者做调理前的交流，询问受术者身体状况，告知受术者调理项目及调理用时。

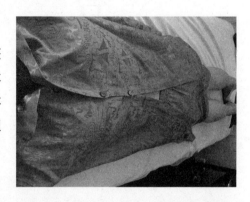

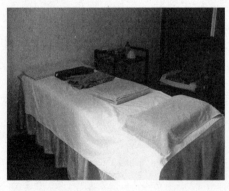
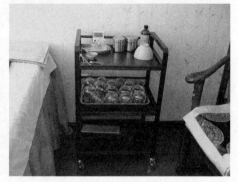

2.背部手法操作

（1）双掌心背部展油

操作：施术者将精油均匀地涂抹于双手掌，然后自大椎由上往下反复推督脉、膀胱经及整个背部，往返3~5次。

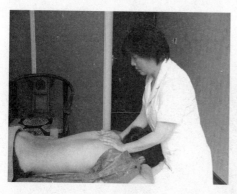
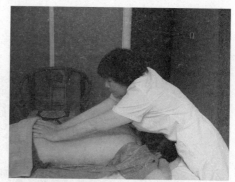

作用： 精油按摩可加速精油渗透并作用于身体的穴位、经络和局部组织。配合手法渗透力更强，可以放松肌肉、解除疲劳、疏通经络、平衡阴阳、调和脏腑气血功能。

（2）推督脉、膀胱经

操作： 双掌微曲，呈空拳状，掌背四指指关节往下推督脉、膀胱经，返回时双掌心向下，由下往上推，往返3~5次。

作用： 疏通经气，调和脏腑气血功能。

（3）包推腋中线

操作： 接上动作，双掌由肩部滑入腋后线，虎口式，掌心由腋下推至髋关节下凹，返回时由体侧向内、向上至腋下，往返3~5次。

作用： 疏理身体两侧经脉，疏肝利胆。

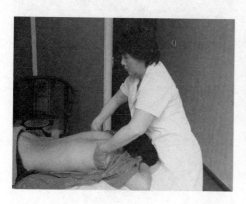
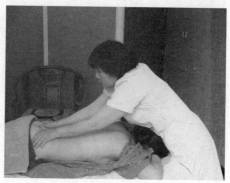

（4）推肩井

操作： 空拳，掌背横推肩井区，由颈侧推至肩井穴，10～20次。

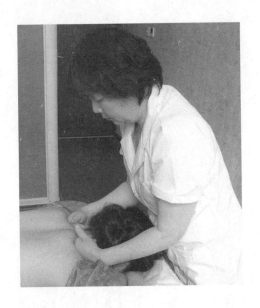

（5）揉摩风池、安眠区

操作： 空拳，四指关节平放于风池穴处，转动手腕以带动四指揉摩完骨下凹陷处、安眠区，8～16次。

作用： 疏通肩、颈、脑后脉络，促进大脑供血，还可定志安神，缓解疲劳。

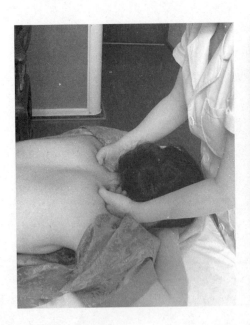
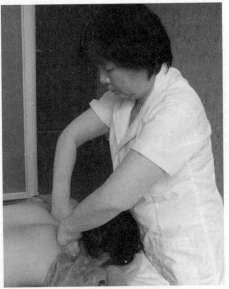

（6）点穴手法

操作： 点膀胱经旁开1.5寸肝俞、胆俞、脾俞、胃俞、三焦俞、肾俞、气海俞、大肠俞穴至八髎穴，用大拇指指腹点于穴上，力度缓缓下沉，由浅入深，由轻到重，点到位后停顿3~5秒，再缓缓起手，移动到下一个穴位。点膀胱经3寸处起止同上，各1~2次。

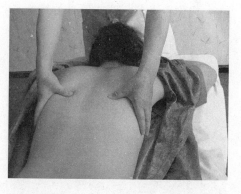

作用： 刺激穴位，调和脏腑、气血、阴阳。

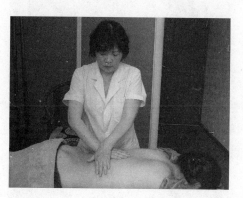

（7）平衡手法

操作： 双掌平贴皮肤做绕圆推摩，右手向右运转推摩，左手同时向右交替运转推摩，当左右手重叠时，则左手在上，右手在下，2次。

作用： 舒缓放松身体。

推膀胱经、包推腋中线操作如上，2次。

（8）揉摩命门、肾俞

操作： 掌心揉摩命门、肾俞，12~15次。

作用： 益肾强身、壮腰固精。

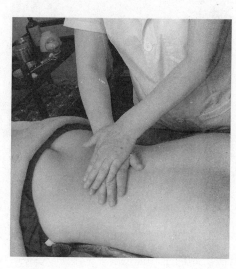

（9）揉长强穴

操作： 大鱼际置于尾骨处揉摩长强穴，再揉摩尾骨两侧，先左侧后右侧，12～15次。

作用： 益肾强身、壮腰固精。

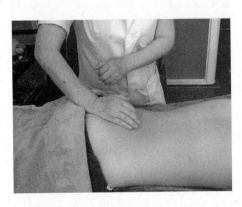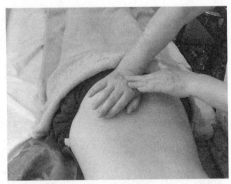

（10）按摩八髎穴

操作： 以双手拇指指腹点八髎穴，由上往下，反复点3～5次，再以双手拇指指腹前后交替横推八髎区，先左侧后右侧，每侧推8～12次。

作用： 以指代针，刺激穴位，用于调理前后二阴疾病、妇科病、前列腺病。

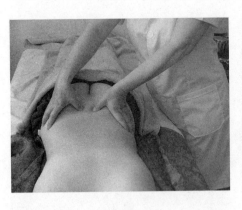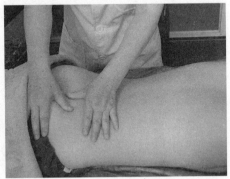

（11）搓腰部

操作： 双手小鱼际相合，平放于腰部，先慢后快，直至搓热，每分钟30次。做两手相搓动作，以快速发热。

作用： 温热散寒，益肾助阳。

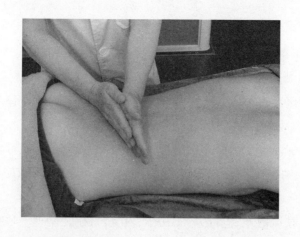

（12）推膀胱经、包推腋中线

平衡手法推膀胱经、包推腋中线，操作同上。

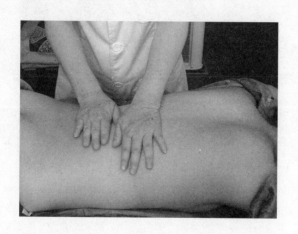

（13）横推全背

操作：掌心横推全背30秒至1分钟。

作用：舒缓放松，安抚身体。

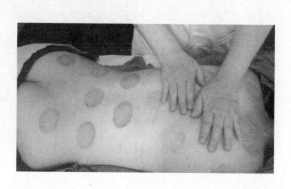

3.背部走罐操作

（1）推摩揪罐

操作： 闪火法拔罐，双手扶罐，提揪起小幅度反复推摩。推上焦督脉、膀胱经、肩胛区，每部位反复推8~12次；弧形推项背，每圈8~12次，连续3圈；推肩井穴区，每侧推20~30次。

作用： 疏通经络、活血散瘀、行气开郁、消积散结。既可大面积揪起皮肤，最大限度的分离皮层、肌层或更深层，又可纵向深入疏通及横向分层疏通。

主治： 可祛风散寒、清热毒、祛湿、化痰祛瘀，调理上呼吸道感染、慢性支气管炎、风寒湿痹、肩颈痛、胸闷胀痛等。

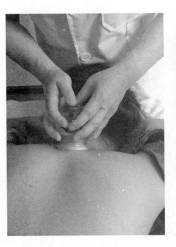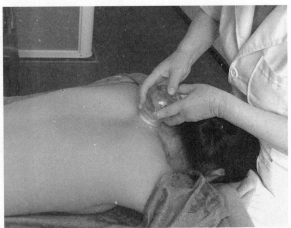

（2）摩揉罐

操作： 闪火法拔罐，双手扶罐，提罐在一个部位绕摩。摩揉天宗穴区，每侧摩10~20次。

作用： 有较强的疏通作用。

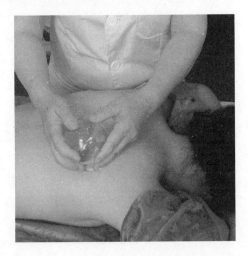

（3）按摩罐

操作： 闪火法拔罐，单手扶罐，手掌下压，小幅度来回推罐，罐口平贴肌肤，力度均衡，每部位推3~5次。行按摩罐横推中焦，小幅度往返横推督脉、膀胱经，先左侧后右侧，每侧推3~5次。

作用： 与手法按摩作用相同，除疏通经脉外，还可排出瘀滞，且力度更易渗透、操作更省力，更简单易学。

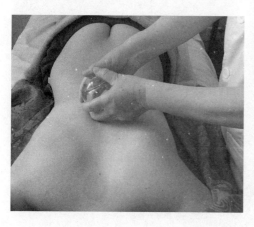

（4）拔夹脊罐

操作： 闪火法拔罐，一侧罐缘定于夹脊沟内，一手拿紧罐身，另一手定位引罐前行，边拔边走，由内向外，由上往下，2~3次。罐拔夹脊，由大椎至肾俞，往返推拨2~3次。

作用： 常用于脊柱两侧夹脊凹，常规调理时，易忽视对此夹脊通道的操作，而此通道的肌肉、韧带又极易粘连、硬化，造成远端的不适或疾病。此通道又在督脉和膀胱经之间，疏通此道，可协助督脉、膀胱经更好的贯通，达到调整脏腑气血、舒缓止痛、调和脊柱功能的作用。

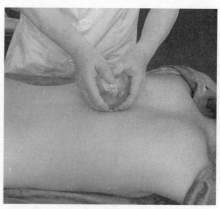

（5）推夹脊罐

操作： 闪火法拔罐，一侧罐缘定于夹脊沟内，一手拿紧罐身下压，一手定位引罐上下滑动，3~5次。

作用：按摩夹脊凹，协助拔罐手法调整脏腑气血，舒缓止痛，调和脊柱功能。

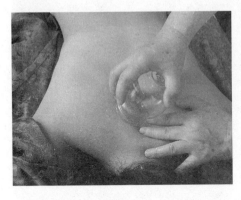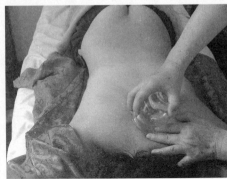

（6）推拔脊间韧带罐

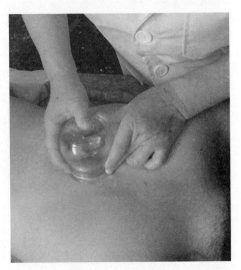

操作：闪火法拔罐，双手扶罐，一侧罐缘定于脊间，一手拿紧罐身，一手定位，轻柔和缓推拔脊间韧带，边拔边走，由上往下舒缓放松脊柱。由大椎至肾俞，每椎拔4次，边拔边走，由上往下，1~2次。

作用：增强脊柱功能，活化脊间韧带，恢复韧带弹性。

（7）横推带脉

按摩罐法横推带脉30秒至1分钟。

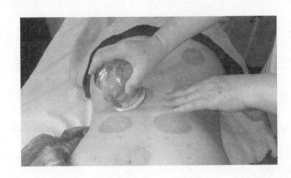

（8）推揉拔罐

操作： 定好位置，闪火法拔罐，双手扶罐，罐的重心偏于一侧，仅用一侧之力下压，并同时向前推运，反复5～8次，向前移动1寸，再重复动作。推揉拔腰部4分钟。

作用： 疏调腰部经脉，缓解疼痛。

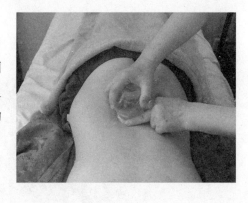

（9）绕摩八髎穴

操作及作用同绕摩天宗，1分钟。

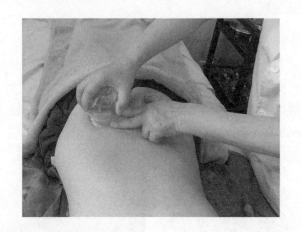

（10）推揉拔臀部、秩边、环跳

操作及作用同推摩揪罐法，4分钟。

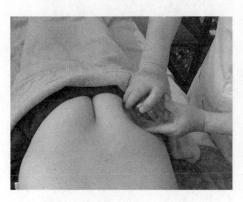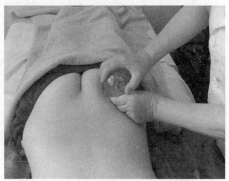

（11）横推全背

操作及作用同按摩罐法，自上而下横推全背1分钟。

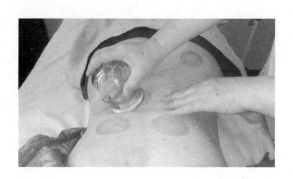

4. 药物透皮调理

（1）操作流程

于背部铺纱布从颈椎至长强，或分为上、中、下三焦分别用药。滚开水调药，待温度合适敷药于纱布上，药宽约7厘米，厚约等同于一元硬币，敷好药后，贴保鲜膜，盖上毛巾，理疗包加热后放置于毛巾上热敷。

（2）参考药方

血府逐瘀汤、桂枝汤。

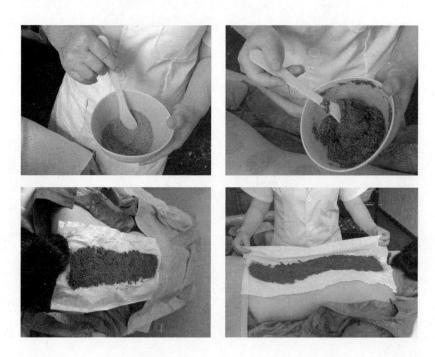

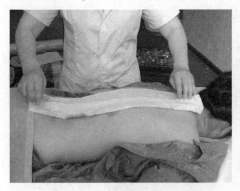 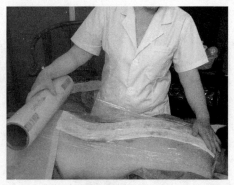

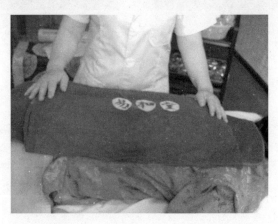

5.背部调理适应证

①颈椎病、腰椎病、颈背腰痛、慢性肩背腰部肌肉劳损。

②祛除风、寒、湿、痰、瘀、热之邪，适用于感冒、咳嗽、胸闷胀。

③失眠、烦躁易怒、乳房胀痛。

④中风后遗症。

⑤脂肪瘤。

⑥头痛、眩晕、神疲乏力、面色晦暗、肢体麻木、记忆力下降、注意力不集中，因受寒引起的空调病、月子病。

⑦亚健康人群、免疫功能低下、易感、早衰、肥胖、肌肉松弛。

★关于背部调理的说明

背部调理的操作可以根据患者的体质、病情，对以上调理方法进行选择组合。如，肩颈痛取上焦调理；上呼吸道感染取推摩揪罐、揪痧罐法结合背部调理；腰腿痛取中下焦调理配合腹部调理。

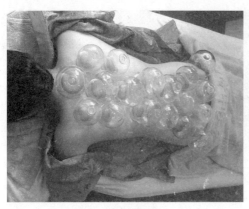

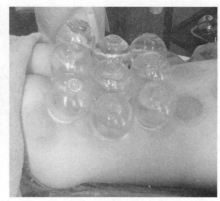

背部标准罐 背部九宫罐

二、腹部的操作

1. 准备

请受术者仰卧于治疗床，调整呼吸并处于自然放松状态，与受术者做调理前的交流，询问受术者身体状况，告知受术者调理项目及调理用时。

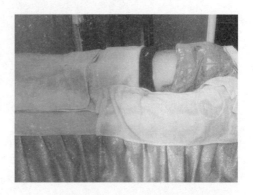

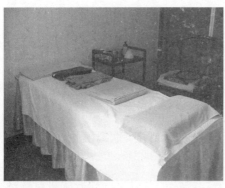

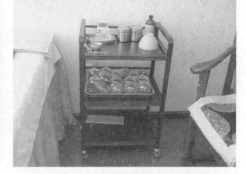

2. 仰卧手法操作

操作部位：中下焦（腹）。

腹部调理的作用：调理肝胆胰脾、胃肠、子宫、前列腺等疾病患者。

（1）腹部平衡手法展油

操作： 按摩师将精油均匀地涂抹于双手掌，双掌平贴皮肤做绕圆推摩，右手向右运转推摩，左手同时向右交替运转推摩，当左右手重叠时，左手在上右手在下，推5~8次。

作用： 舒缓放松，安抚身体。

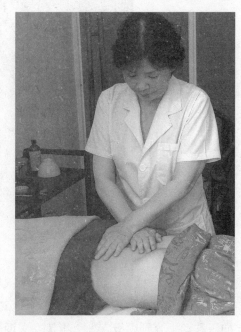

（2）理带脉

操作： 双手交替推拉带脉，推5~8次。

作用： 理气开郁、疏通壅堵。

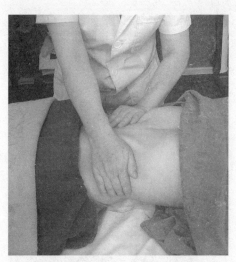

（3）推任脉、胃经、脾经

操作： 双掌掌跟往下交替推任脉、胃经、脾经，往返3~5次。

作用： 放松身体，疏通经脉。

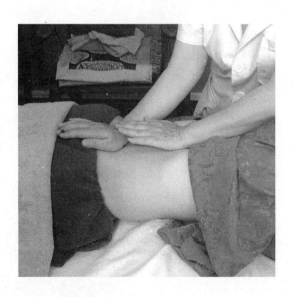

（4）分拨腹三线

操作：双手大拇指相对置于任脉上脘穴处，两手分别向外拨动，边拨边向下移动，直到中极穴处，再拨左右两侧胃经，各重复2~3次。

作用：加强刺激，疏通经脉，调动腹部经气，增强新陈代谢。

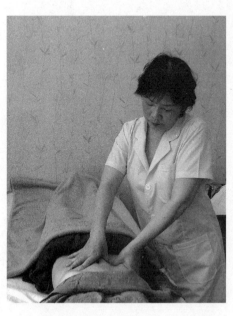

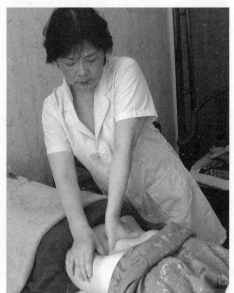

（5）摩揉两肋

操作：用掌跟揉摩肋下，由鸠尾穴至章门穴处，往返5次。

作用：放松胁肋，疏理气机、疏调肝脾。

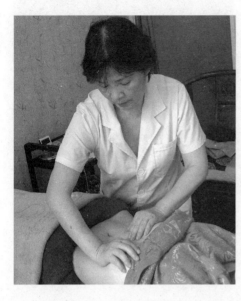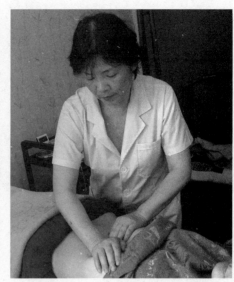

（6）拿捏肋部

操作：双手拿捏肋部，一手拿捏肋部日月穴区皮肤，一手拿捏肋部章门穴区皮肤，两手相对，左右交替拿捏，8~12次。

作用：帮助改善胁肋下脏腑循环，促进脏腑新陈代谢。

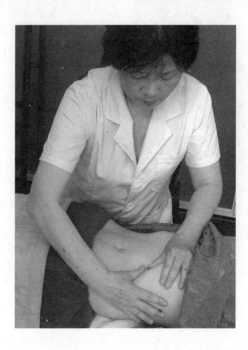

（7）推肋下缘

操作： 双掌交替推肋下缘，往返5~8次。

作用： 放松胁肋、疏理气机、疏调肝脾。

肋两侧连做以上3个步骤，先做左侧，再做右侧。

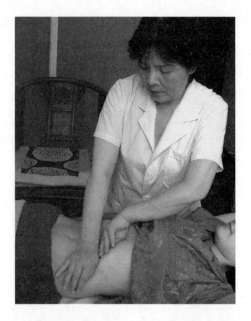

（8）点肋缘

操作： 双手大拇指指腹分别点于两肋，肋骨下缘，力度缓缓下沉，由浅入深，由轻到重，点到位后停顿3~5秒，再缓缓起手，移动到下一个点位，由鸠尾穴旁起，一寸一点，至章门穴处，往返点1~2次。

作用： 以指代针，刺激穴位，调动脏腑功能，调整肝气以和胃气。

（9）分推阴阳

操作： 双手大拇指指腹分别推两肋骨下缘，力度缓慢而沉，由鸠尾至京门穴处，3~5次。

作用： 放松身体、疏通经脉。

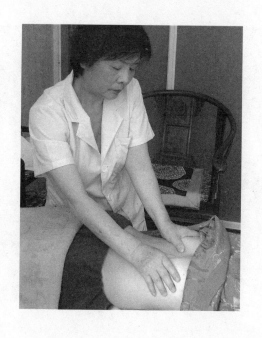

（10）推三线

操作： 双手大拇指置于鸠尾穴处，拇指指腹由上往下，推腹中线至肚脐，横推至侧腰，两手四指置于腰部，中指置于肾俞穴，并往上点，颤动12次，中指收回，推带脉回腹部，下推脾经至归来穴，并点按归来穴。可重复3~5次。

作用： 疏通经脉，调和脏腑。

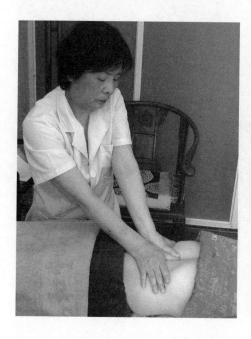
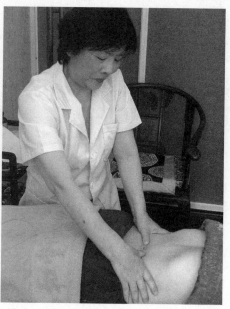

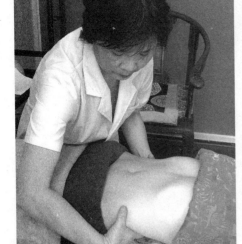

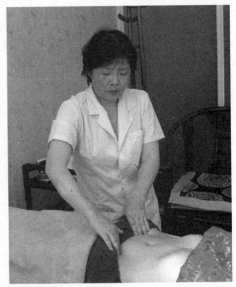

（11）点腹十字

操作： 用大拇指指腹点于鸠尾穴上，力度缓缓下沉，由浅入深，由轻到重，点到位后停顿3~5秒，再缓缓起手，移动到下一个穴位。由鸠尾穴下起，一寸一点，至中极穴处。横线点穴手法同上。第一条横线为中脘横线，第二条横线为神阙横线，第三条横线为中极横线，第四条横线为曲骨横线。可重复点1~3次。

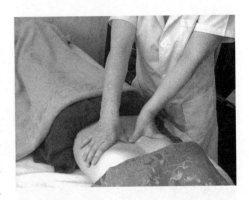

作用： 以指代针，刺激穴位，调动经气，调和脏腑。

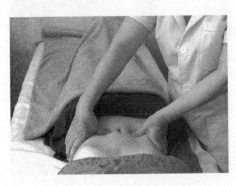

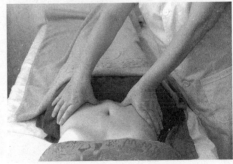

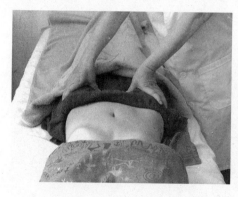 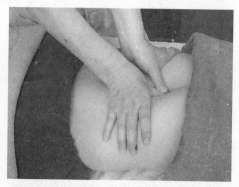

（12）揉摩中脘、神阙、关元

操作：掌心朝下，按压摩揉中脘穴、神阙穴、关元穴，各20～30次。

作用：放松身体，疏通经脉，引气归元。

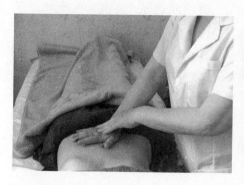 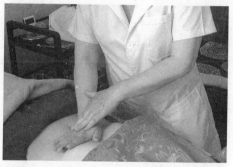

（13）推运结肠

操作：掌微曲，呈空拳状，掌背四指指关节置于左侧水道穴处，转动手腕以带动四指旋揉，并沿着升结肠、横结肠、降结肠方向运动，至大巨穴时往下推至中极穴处。往返3～5次。

作用：根据结肠的解剖结构，直接刺激结肠的体表投影，可增强结肠蠕动，有利于排除宿便，调动结肠功能。

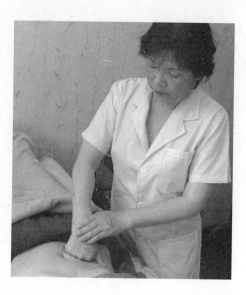

（14）分推带脉

操作：双掌置于神阙穴处，同时分推带脉，由内向外推至带脉穴处，回时提拉腰腹部。3~5次。

作用：按摩带脉，疏通壅堵。

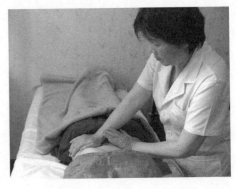

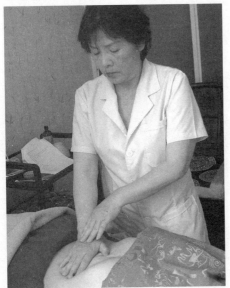

（15）轻摩全腹

操作：双掌重叠，右手在下，左手在上，手心平贴于神阙穴，轻缓摩动，并由此展开，逐渐扩大摩动范围至全腹。反复摩动3~5次。

作用：舒缓放松，安抚身体，平衡气血。

3. 腹部罐手法操作

（1）脐部推十字罐

操作：定好位置，闪火法拔罐，由四个方向做推运罐手法，双手扶罐，罐的重心偏于一侧，仅用一侧之力下压，并同时向前推运，提起火罐，再重复动作，每个方向推运8次，并颤罐16~24次，重复推颤5次。

作用：可更深刺激到胃壁、肠壁及内生殖器，同时可排除病理产物及多余脂肪，增强肠胃蠕动及排泄功能。

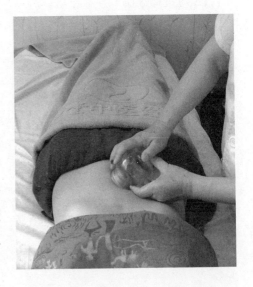

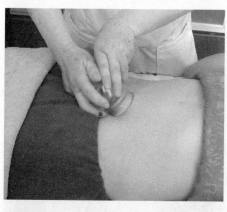 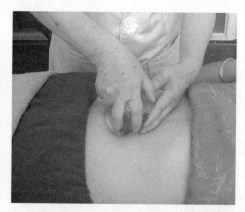

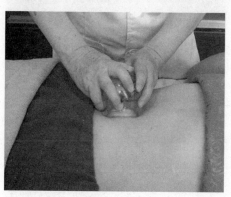 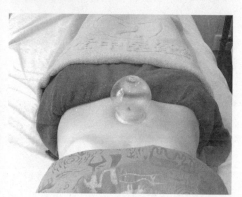

（2）腹部颤罐

操作：一手拿住罐身，用手腕的力量颤动火罐，做幅度小、频率快的抖动。

作用：平衡协调腑气，调动脏腑功能，增强肠胃蠕动及排泄功能。

肚脐调理原理：脐，名曰神阙穴，是生命的元神所居，为生命的根本，"治病必求于本"，肚脐罐手法可深入刺激调动"先天经络元神之气"，激发后天诸经之气，以调和五脏六腑，平衡气血阴阳。

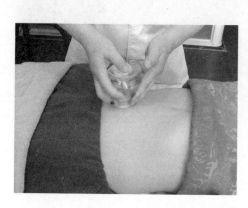 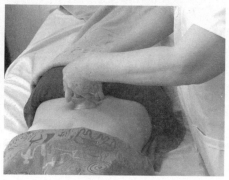

（3）天枢部推运罐

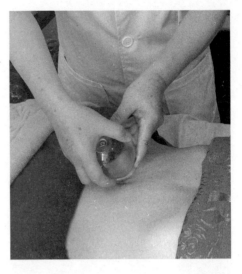

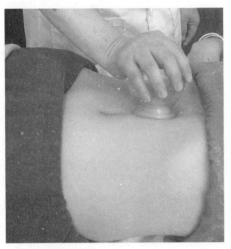

（4）转压罐

操作：闪火法拔罐，手掌压罐，转动手腕，均匀下压罐缘，使罐缘力度均匀，呈绕圆按摩。脐下中极、中脘穴处转压罐8~12次。

作用：可更深刺激到胃壁、肠壁及内生殖器，增强疏通调和功能，同时可排除病理产物及多余脂肪，增强肠胃蠕动及排泄功能。

（5）脐上中脘处拔罐并转压罐

操作及作用同上，操作8~12次。

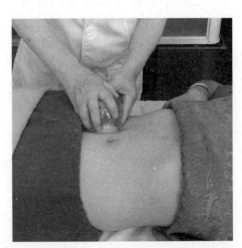

（6）结肠推揉拔罐

操作：闪火法拔罐，双手扶罐，罐的重心偏于一侧，仅用一侧之力下压，并同时向前推运，重复5~8次。

作用：调理便秘时，推揉拔罐结肠的解剖体表投影，按升结肠、降结肠、横结肠的顺序进行。若要止泻，推揉方向可与之相反。

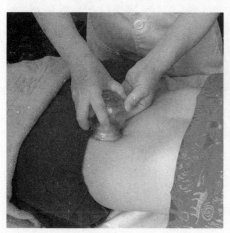 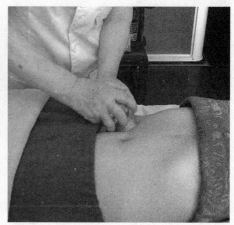

（7）全腹温滚罐

操作：火罐加热，罐口朝上或罐身平放，手掌压罐，转动手腕，均匀下压、滚动罐身，做滚罐手法。1~3分钟。

作用：温热疏通，舒适放松，平衡散结，散寒暖宫。

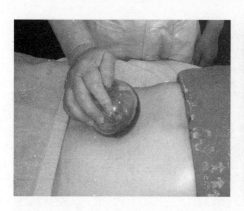 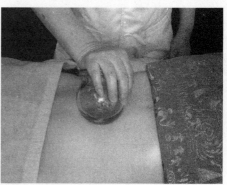

（8）拔罐

以脐部为中心，在其上下左右拔梅花罐或九宫罐，留罐5分钟。

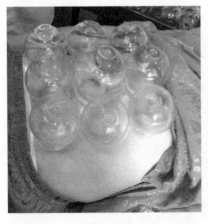
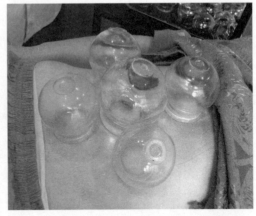

腹部九宫罐　　　　　　　　　　　　腹部梅花罐

4.药物透皮调理

（1）操作流程

于腹部铺纱布，可分为中、下焦用药。滚开水调药，待温度合适将药敷于纱布，药宽约6~9厘米，长约10~18厘米，厚约等同于一元硬币，贴保鲜膜，再盖毛巾，理疗包加热后放置于毛巾上热敷。

（2）参考药方

大黄牡丹汤、四逆散。

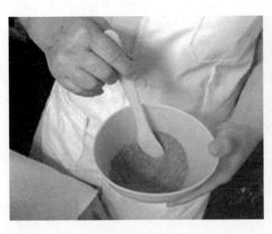
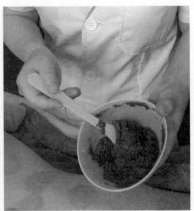

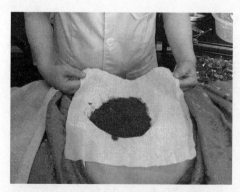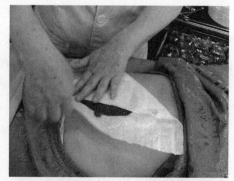

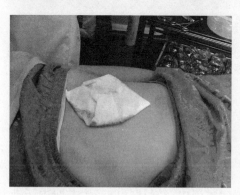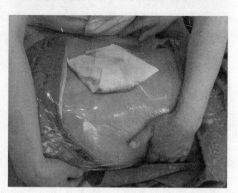

5. 贴敷

操作流程： 用75％酒精清洁脐部，把约2克的调理药粉和少许蜂蜜调匀后，填肚脐并贴敷。

参考药： 丁香、肉桂等。

作用： 温经通脉，芳香启闭。

6. 艾灸

操作流程： 根据病情需要，运用灸法选择相应部位施治，如艾灸肚脐，将单孔艾灸盒插入燃着的艾灸条后，放在肚脐正中，温度适宜即可，灸10~30分钟（体质偏热者10分钟，寒者30分钟），灸盒四周盖严毛巾，以保存热力。

作用： 通经活络、行气活血、祛湿逐寒、消肿散结、回阳救逆、防病保健。

7. 腹部调理适应证

①亚健康人群、免疫功能低下、易感、早衰、肥胖、肌肉松弛。

②失眠、睡眠质量差及因失眠引起的头痛眩晕。

③肠胃不适、食欲不振或消化不良、肠胃功能紊乱、功能性便秘。

④肝脾不调、脂肪肝、慢性胆囊炎、烦躁易怒或情绪低落。

⑤神疲乏力、腰膝酸软、夜尿频多、头发枯落、记忆力下降、注意力不集中。

⑥月经不调、痛经、闭经、慢性盆腔炎、输卵管阻塞、产前调理、产后恢复。

⑦前列腺肥大、性功能减退。

⑧面部色斑、晦暗、痤疮。

★关于腹部调理的说明

腹部调理的操作可以根据患者的体质、病情对以上调理方法进行选择组合。如肝脾不调取腹部配合背部调理；失眠选择腹部配合背部调理；月经不调取下焦调理。

三、应用本技术应达到的效应

感觉身体轻松，疼痛及风寒湿邪缓解或消失，脊柱功能及关节肌肉活动度增加，中风后遗症好转，睡眠改善，脑力提高，咳嗽、胸闷胀减轻或消失，食欲增加或减少，排便功能改善，情绪舒缓，精力、体力增加，面色好转，月经前后诸症缓解，前列腺功能改善等。

四、禁忌证

①精神病患者，较重的焦虑、紧张、抑郁症患者。

②不明原因的腹部包块、血管瘤、结石。

③妊娠期、月经期。

④心肺功能不全，不能俯卧的患者。

⑤急性软组织损伤，有外伤者。

⑥局部皮肤破溃，重度皮疹，高度过敏，皮肤传染病者。

⑦高热、有出血倾向、极度衰竭、恶性肿瘤患者。

⑧过饥、过饱、过劳、醉酒、大惊、大恐、大怒、大渴。

五、注意事项

①调理前向受术者详细介绍操作流程，以取得受术者的配合。

②调理时根据受术者的病情与体质，选用合适的温度、手法做到专心致志，手眼并用，勤问受术者的感觉以调整手法的力度。

③室内温度适宜，以防受术者受风受凉，调理期间，不易出汗太多，以微汗为好。

④调理结束，交代受术者如出汗，宜等汗干后再离开。

⑤对初次调理或体弱的受术者，手法宜轻柔缓慢，拔罐宜轻，时间宜短，并逐渐加量，以防发生不适现象。

⑥调理中施术者不允许接听电话，同时告知受术者不玩手机，充分享受调理可提高疗效。

⑦调理以饭后2小时为宜，空腹不宜进行调理。

⑧调理当天不洗澡，不可过饱，不宜剧烈运动，注意避风保暖。

⑨调理以隔日为宜，若体质较弱也可间隔2~3日一次，每10次为一个疗程，若病情需要进行下一个疗程时，需间隔7~15日。

⑩调理结束后或第二天，个别受术者会出现皮肤疼痛或乏力现象，休息几天会自行缓解。

朱玲新罐法综合调治

实践案例

案例 1

张某某，女，53岁，初诊时间2012年4月6日。失眠6年，入睡慢（需2小时左右），更年期综合征，绝经2年。进行背部、脐腹部加药物透皮调理。调理6次后睡眠正常，伴随症状也随之好转，又续治4次巩固。

案例 2

陈某某，女，60岁，初诊时间2013年7月13日。类风湿关节炎3年，全身绷硬、疼痛。进行背部调理加药物透皮调理。调理结束后，排出大量深褐色大便，立感身体轻松很多，调理一个疗程后病情基本稳定。

案例 3

徐某某，男，51岁，初诊时间2013年7月。中风后遗症5个月，行动不便、语言不清、烦躁易怒、生活不能自理、腰痛（椎间盘突出），由家人陪同专程到昆明治病。进行背部调理加药物透皮调理10次，隔日一次。诸症好转，已不需要人陪护。

案例 4

徐某某，男，60岁，初诊时间2013年5月。失眠20余年，一直经中西医调理，效果不显，焦虑，烦躁，每日仅睡2~3小时。进行背部调理、脐腹部调理加药物透皮调理，配合中药内服。调理10次后，睡眠恢复正常，2014年8月随访，睡眠一直正常。

案例 5

张某某，女，57岁，初诊时间2014年1月24日。失眠7年，入睡慢，梦多，每夜翻身几十次，需要3~4小时方能入睡，伴烦躁、气短乏力、食欲不振等。进行背部、脐腹部调理，加药物透皮调理10次。10次调理后以上诸症均好转，又续治10次恢复正常睡眠。

案例 6

王某，女，30岁，初诊时间2014年1月28日。痤疮较重10余年，反复发作，服药无效，面色萎黄，舌淡苔白，便溏易泻，食少欲呕。失眠烦躁、易怒，精神萎靡不振，胃肠不适时，面部痤疮加重。进行背部、脐腹部调理加药物透皮调理。调理20次后，以上诸症痊愈。

案例 7

何某某，女，34岁，初诊时间2014年3月1日。乳房胀痛（触诊有硬结，表面光滑）一年余，加重一个月余，B超示乳腺小叶增生症，伴烦躁易怒，头痛，肩颈疼痛，大便不爽。进行背部（上焦）、脐腹部调理，加药物透皮调理。调理10次后，以上诸症均好转，又调理10次，硬结消失。

案例 8

李某某，女，40岁，初诊时间2014年3月10日。失眠2年，需2~3小时方能入睡，伴神疲体倦，面色晦暗、色斑，烦躁易怒。进行背部、脐腹部调理加药物透皮调理。调理10次后，以上诸症匀好转，色斑淡化。

案例 9

李某某，男，37岁，初诊时间2014年3月30日。睾丸积液、前列腺增生。

进行背（腰骶）部、脐腹部调理加药物透皮调理。调理5次后，睾丸坠胀减轻，排小便顺畅，又10次调理后恢复正常。

案例 10

杨某某，女，38岁，初诊时间2014年4月25日。风湿骨痛，遇寒加甚，长期畏寒，四肢冰凉，大便溏泻，腹痛胀。进行背部、脐腹部调理加药物透皮调理。调理2次见效，一个疗程后基本恢复正常。

案例 11

梅某某，女，42岁，初诊时间2014年4月3日。近3个月来，月经每月延后20余天，伴神疲乏力、烦躁易怒、自汗、潮热，体重增加，3个月内增加5千克。进行脐腹部调理加药物透皮调理。调理3次后，月经如期而至，一个疗程后，以上症状好转，半年后随访，月经恢复正常。体重减轻5千克。

案例 12

孙某某，女，42岁，初诊时间2014年5月18日。痛经10余年，每次均疼痛难忍，甚至呕吐（子宫腺肌症），面唇晦暗，黑眼圈。进行腰骶部、脐腹部调理加药物透皮调理。调理8次后经至，疼痛缓解很多，每月一个疗程，调理3个疗程后，月经基本不痛，黑眼圈、面、唇色也随之好转。

案例 13

朱某某，女，25岁，初诊时间2014年6月3日。风湿病，肩背腰酸痛10余年，自诉从小喜欢泡在水里玩，之后常常全身酸痛，阴雨天加重，畏寒肢冷，月经量少，痛经。进行背部、脐腹部调理加药物透皮调理。调理15次后，以上诸症均好转，手足转暖，畏寒、月经改善，风湿病未再发作。

案例 14

肖某某，男，40岁，初诊时间2014年7月12日。腰酸背痛，神疲乏力20

余天，之前出远门，在外患急性胃肠炎后即见此症，诸治不效。进行背部调理加药物透皮调理。一次基本恢复正常，巩固调理3次，恢复正常。

案例 15

孙某某，女，39岁，初诊时间2014年9月5日。腹部胀痛6年，尿频尿急，大便不调，痛经，带下黄浊，反复发作，加重一周，面唇晦暗，烦躁，乏力。进行脐腹部调理加药物透皮调理。3次后症状缓解，15次后，诸症未再发作。

案例 16

陈某某，男，73岁，初诊时间2014年9月25日。身不冷，仅肩背臂部冷如冰敷，伴颈背僵硬一年余，中西医诸治不效，面色黑而暗滞，舌暗淡挟瘀。进行背部（上焦）调理加药物透皮调理。调理10余次后，颈背僵硬发冷已除，仅有手臂部还有冷感，余诸症好转。

案例 17

李某某，女，43岁，初诊时间2014年10月10日。记忆力下降、睡眠质量差3年余，入睡慢，需2~3小时方可入睡，便秘（2~3日一次）。进行背部、脐腹部调理加药物透皮调理。调理10次后，睡眠好转，大便每日行，脑力、记忆力增强。

案例 18

胡某某，女，61岁，初诊时间2014年10月12日。眩晕症，于2014年3月患耳后部带状疱疹时即眩晕，随即又患急性肺炎，眩晕中西医均久治不愈，生活不能自理，走路需人扶助。进行背部、脐腹部调理加药物透皮调理。调理2次见效，10次后痊愈。

案例 19

文某某，男，54岁，初诊时间2014年12月23日。头闷，眩晕，肩颈痛，神疲乏力，大便不畅，腹部膨隆，中度脂肪肝，高脂血症。进行背部、脐腹部调理加药物透皮调理。调理10次后诸症缓解，腹围明显减小，调理20次后来告知，体检一切指标均恢复正常。

案例 20

李某某，男，41岁，初诊时间2015年1月3日。睡眠质量差，入睡困难，夜尿2次以上，神疲乏力，腰酸，便溏，每日2次。进行背部、脐腹部调理加药物透皮调理。调理10次后，以上诸症恢复正常。

案例 21

罗某某，女，44岁，初诊时间2015年1月3日。双侧太阳穴痛10余年，每遇疲劳，晒太阳后加重，伴神疲乏力，腰膝酸软。进行背部（上焦）、脐腹部调理加药物透皮调理。调理2次症状减轻，续治一个疗程后，未再发作。

案例 22

刘某，女，22岁，初诊时间2015年1月6日。痛经1年余，每月疼痛较甚。进行脐腹部调理。调理6次后，经至已无痛感。随访痛经一直未发。

案例 23

宋某某，女，62岁，初诊时间2015年1月12日。糖尿病10余年，肥胖，伴眩晕乏力、腰痛不能行（腰椎间盘突出），下肢浮肿。进行背部、脐腹部调理加药物透皮调理。调理20次后，腰已不痛，下肢已不浮肿，精神好转，时微眩晕。

案例 24

孔某某，男，25岁，初诊时间2015年1月15日。腰痛3个月余，不能平卧，经针灸、正脊疗法、服中药等调理后，均不见好。进行背部加药物透皮调理。调理5次后痊愈。

四种濒临消亡的中医特色诊疗技术

案例 25

高某某，女，20岁，初诊时间2015年1月23日。咽痛干咳2年余反复发作，加重20余天，每日午后乏力自汗，服中西药不效。进行背部上焦调理加药物透皮调理。调理2次症状减轻，续治一个疗程后，未再发作。

案例 26

李某某，女，42岁，初诊时间2015年2月27日。便秘20余年，3~5日一次，大便硬结难下，常需服泻下药排泄，现在服泻下药也无济于事，面色暗黄有色斑，脘腹胀痛，烦躁易怒。进行背部、腰骶部、脐腹部调理加药物透皮调理。调理10次后排便正常，已无需再服泻下药，面色好转，色斑淡化，以上诸症均消失。

案例 27

何某某，女，39岁，初诊时间2015年3月3日。便溏泄泻1年余，每日3~5次，伴脘腹疼痛，神疲乏力，睡眠不佳，梦多，食欲不振。进行脐腹部调理加药物透皮调理。调理3次，以上诸症缓解，一个疗程后大便恢复正常，病基本痊愈。

案例 28

张某某，女，48岁，初诊时间2015年3月26日。顽固性头痛5年，睡眠质量较差，烦躁易怒，胸闷气促，脘胀，大便不调。进行背部、脐腹部调理加药物透皮调理。调理10次后，以上症状明显好转。

案例 29

肖某某，女，63岁，初诊时间2015年4月3日。下肢浮肿一年余，查无异常，中西药调理均无效，伴腰膝酸软，气短乏力。进行背部、脐腹部调理加药物透皮调理。调理10次后，下肢浮肿已消，身体恢复正常。

朱玲新罐法综合调治

案例 30

严某某，男，52岁，初诊时间2015年4月8日。糖尿病8年。进行背部、脐腹部调理加药物透皮调理。调理10次后，自测血糖，原来空腹血糖10mmo/L，现已稳定在空腹血糖7mmo/L。

案例 31

李某，女，33岁，初诊时间2015年4月16日。产后受寒，右上臂疼痛无力8年，反复发作，遇寒加甚，经中西医调理一直不效。进行颈肩背部（上焦）加药物透皮调理。调理7次后病情明显好转。

案例 32

张某，女，38岁，初诊时间2015年5月9日。月经延后，5~6个月一次，色黑，量极少，2日净；睡眠质量差，便秘，3~7日一次，烦躁易怒，乳腺触之疼痛，有硬结，腋下淋巴痛。进行背部、脐腹部调理加药物透皮调理。调理3次后，5月14日经至，睡眠质量改善，乳房硬结右侧消失，左侧明显减小，腋下淋巴已不痛。

案例 33

李某某，女，36岁，初诊时间2015年5月12日。右肩背带状疱疹一周，经医院输液，大量服西药后致极度乏力，虚弱，不欲食，不能寐。进行背部、胸腹部调理加药物透皮调理。调理2次后，诸症好转，疱疹疼痛减轻，调理6次后，身体恢复正常。

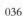

朱氏理筋正骨手法

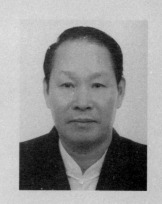

技术持有人朱永夫简介

朱永夫，男，江苏常州人，初中文化程度。1955年1月5日出生。

1984年1月—1999年12月，在上海、江西、安徽等地寻医问药、拜各路民间中医高手学习中医正骨。2000年1月—2005年8月，在家里开展义诊，免费为周边老百姓及全国各地的患者进行调理。

2005年9月至今，正式开办诊所进行中医望诊正骨特色诊疗。自2003年先后多次参加全国中医行业的民间中医特色诊疗技术交流。2007年10月曾应邀前往泰国为亲王素博巴莫治病。

朱氏理筋正骨手法技术操作

一、耳下关节错位

影响：压迫三叉神经、脑血管。

患者症状：头昏眼花、胸闷气短，严重时造成面瘫、视力衰退、耳聋耳鸣、脑梗、副乳肿块（女性）等。

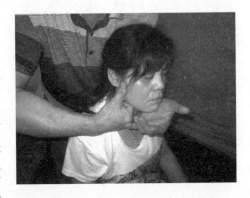

矫正手法：受术者端坐于凳子上，放松，不反抗施术者操作；施术者站于受术者身后，一手大拇指按住突出关节，另一手掌心垫住脸部另一侧下巴，双手同时相向发力，将错位关节矫正复位。

二、颈椎间盘突出

1. 向前突出

影响：压迫脑血管、面部神经。

患者症状：脸部肿胀、甲状腺炎、咽喉炎、扁桃腺炎等症状；严重时造成副乳肿块（女性）。

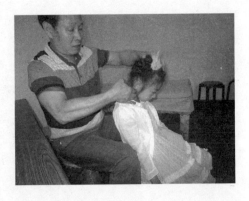

矫正手法：受术者端坐于凳子上，放松，不反抗施术者操作；施术者站于受术者身后，一只手的食指、中指垫住颈椎突出部位向内压，另一

只手按住后脑向前轻推，两手同时发力，使突出关节复位。

2.横突（向左/向右突出）

影响：压迫脑血管。

患者症状：头昏，严重时造成脑梗。

矫正手法：受术者端坐于凳子上，放松，不反抗施术者操作；施术者站于受术者身后，一只手的食指、中指垫住颈椎突出部位向内压，另一只手按住头顶相向轻推，两手同时发力，使突出关节复位。

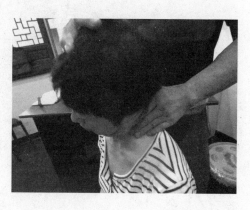

3.向后突出

影响：压迫脑血管、视神经。

患者症状：眩晕、眼球震颤，两眼球向病灶对侧凝视，病灶侧耳鸣、耳聋，严重时造成小脑萎缩。

矫正手法：受术者端坐于凳子上，放松，不反抗施术者操作；施术者站于受术者身后，一只手的大拇指垫住颈椎突出部位向内压，另一只手按住头顶前部向后轻推，两手同时发力，使突出关节复位。

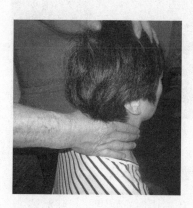

三、颈椎第七节椎间盘突出

影响：压迫脑血管，引起内分泌失调。

患者症状：脑血管供血不足的相关症状，血糖异常。

1.横突

矫正手法：受术者端坐于凳子上，放松，不反抗施术者操作；施术者站于受术者身后，一只手的大拇指按住颈椎突出部位向右（左）压，另一只手握住右（左）胳膊向上提，两手同时发力，使突出关节复位。

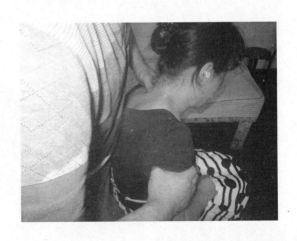

2. 后突

矫正手法： 受术者端坐于凳子上，放松，不反抗施术者操作；施术者站于受术者身后，双手大拇指按住颈椎突出部位向内压，两手同时发力，使突出关节复位。

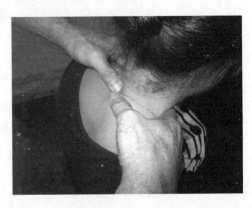

四、胸椎间盘突出

影响： 压迫内脏（如胃部、肝部等）。

患者症状： 内脏异常的相关症状。

1. 横突

矫正手法： 受术者端坐于凳子上，放松，不反抗施术者操作；施术者站于受术者身后，一只手的大拇指垫住胸椎突出部位向右（左）压，另一只手按住右（左）侧肩膀，两手同时相向发力，使突出关节复位。

2. 中央型突出

矫正手法：受术者平卧于床，放松，双手向前，不反抗施术者操作；施术者站立，左手的手掌底部按住胸椎突出部位向下，右手提左腿或右腿向上，两手同时发力，使突出关节复位。手掌发力力度要轻，提腿角度不超过40°。

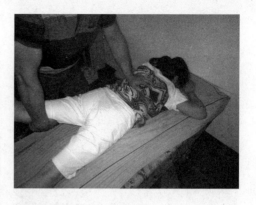

五、腰椎间盘突出

影响：压迫坐骨神经。

患者症状：腰腿酸痛等无菌性炎症症状。

1. 横突（向右突出）

矫正手法：受术者平卧于床，放松，双手向前，不反抗施术者操作；施术者站立，右手手掌底部压住腰椎突出关节向左推，左手提起受术者左脚向右拉，两手同时相向发力，使突出关节复位。

向左突出型，施术者操作方向相反。

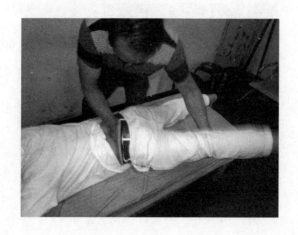

2. 中央型突出

矫正手法：受术者平卧于床，放松，双手向前，不反抗施术者操作；施术者站立，左手的手掌底部按住腰椎突出部位向下，右手提左腿或右腿向上，两手同时发力，使突出关节复位。手掌发力力度要轻，提腿角度不超过40°。

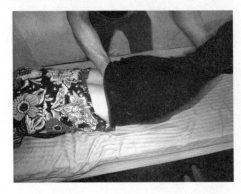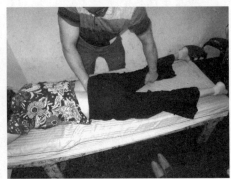

六、尾骨突出（向前突出或横突）

影响：影响腰骶部神经。

患者症状：腰酸，女性易出现妇科问题，常见小腹发凉、发酸等。

矫正手法：受术者平卧于床，放松，双手向前，不反抗施术者操作；施术者右手（或左手）中指垫于尾骨下方，轻轻向上或向左右方发力，使尾骨复位。尾骨脆，易断裂，力度一定要轻。

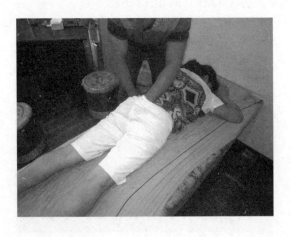

七、髋骨错位

影响：压迫腰部及腿部神经。

患者症状：腰疼、臀部疼痛、腿部疼痛；严重时造成患者卧床不起，疼痛难忍，长期可能造成髋骨坏死。

矫正手法（左部髋骨错位）：受术者平卧于床，放松，双手向前，不反抗施术者操作；施术者左手将受术者右臀部固定压住，右手掌心底部垫住错位髋骨上端，瞬间发力将左侧髋骨推至正常位置。右侧髋骨错位施术手法类似，操作方向相反。

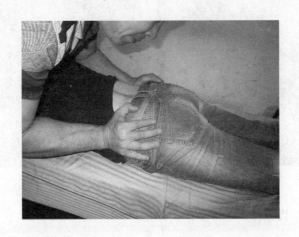

八、肩胛骨错位

影响：压迫肩部及手部神经。

患者症状：肩部酸痛，胳膊酸、凉、痛。

矫正手法（以左肩胛骨错位为例）：受术者端坐于凳子上，放松，不反抗施术者操作；施术者站于受术者身后，右手掌心底部按住错位部位向左上方推，左手小臂置于受术者左肩前部作固定，右手瞬间发力，使错位关节复位。

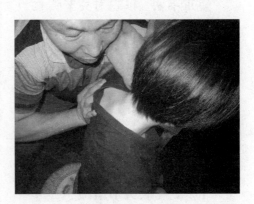

九、肩关节错位

影响：影响肩部骨骼，压迫手部神经、血管。

患者症状：抬手受限，严重时造成手臂肌肉萎缩。

矫正手法（以右肩关节错位为例）：受术者端坐于凳子上，放松，不反抗施术者操作；施术者站于受术者身后，用双手将受术者右手向后轻弯至手背靠近背部中端，回复手臂正常下垂位置，施术者双手轻抬受术者右手向上至手心置于后脑，上臂与地面角度呈70°～80°为宜，使错位关节复位。

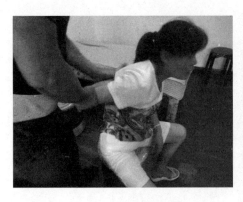
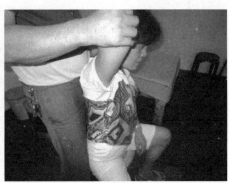

十、肘关节错位

影响：压迫手指神经。

患者症状：肘部不能正常屈伸。

矫正手法（以左肘关节错位为例）：受术者端坐于凳子上，放松，左手向前平伸，手掌向上，不反抗施术者操作；施术者坐于受术者对面，用右手大拇指压住错位部位向下发力，同时左手握住受术者手腕部瞬间向上抬起约90°，使错位关节复位。

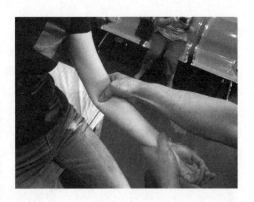

十一、手腕关节错位

影响：手腕关节活动不利，压迫手指神经、血管。

患者症状：手腕疼痛，不能正常弯曲，手指发麻，严重时手指关节处肿胀变形。

矫正手法（以左肘关节错位为例）：受术者端坐于凳子上，放松，左手向前平伸，手掌向下，不反抗施术者操作；施术者坐于受术者对面，用双手大拇指压住手腕上方，向下用力，其余手指垫于受术者掌心向上推，同时发力将手掌向上推起约45°，重复2~3次，使错位关节复位。

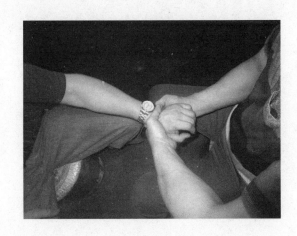

十二、手指关节错位（以大拇指为例）

影响：手指关节活动不利，压迫手指神经、血管。

患者症状：手指疼痛，不能正常弯曲，严重时错位手指关节处肿胀变形。

矫正手法：受术者端坐于凳子上，放松，左手向前平伸，手掌向下，不反抗施术者操作；施术者坐于受术者对面，左手握住受术者手掌部，

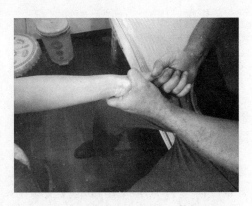

大拇指压住错位部位，右手轻轻拉住受术者大拇指，使指关节松开，左手大拇指发力，使受术者指关节复位。

十三、肋骨突出

影响：压迫腋下血管、神经。

患者症状：腋下疼痛，严重时胸口疼痛。

矫正手法：（以右侧腋下肋骨为例）受术者端坐于凳子上，放松，右手抬起，不反抗施术者操作；施术者站于受术者身后，左手伸掌竖置于突出部位，右手握拳击打左手2~3下，使突出关节复位。

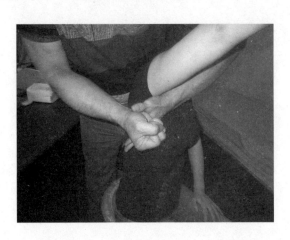

十四、股骨头错位

影响：压迫下行神经血管，腹股沟受压迫。

患者症状：臀部酸痛、腿酸腿麻，小腹胀气，男性可能造成前列腺炎、女性痛经或经期不准，臀部和腿部肌肉萎缩，严重者股骨头坏死。

1.向后错位（以左腿为例）

矫正手法：受术者平卧于床，放松，双手向前，不反抗施术者操作；施术者站立，左手手掌底部压住错位部位向下，右手提起受术者左腿向上，两手同时相向发力，使错位关节复位，提腿角度不超过40°。

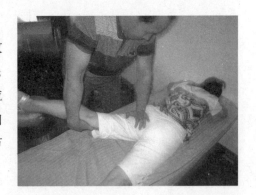

2.向前错位（以右腿为例）

矫正手法：受术者平躺于床，放松，不反抗施术者操作；施术者站立，左手手掌竖起按住错位部位向下轻轻发力，同时右手提右腿向上，使右大腿与床夹角从0°到大约100°，撤出左掌，双手按住受术者膝盖向下轻压，使错位关节复位。矫正后受术者下蹲数次以巩固疗效。

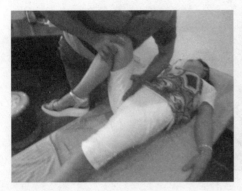 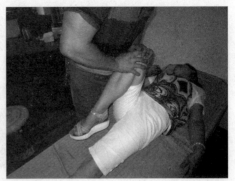

十五、膝关节错位

影响：压迫小腿血管、神经。

患者症状：小腿发麻、膝关节疼痛，走路不方便，半月板突出，脚抽筋。

矫正手法：受术者平卧于床，放松，不反抗施术者操作；施术者站立，左手竖起手掌底部压住错位部位向下，右手提起受术者小腿向上，小腿与床夹角从0°到约150°，使错位关节复位。

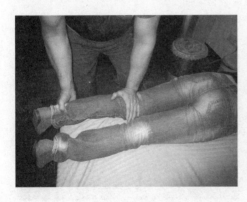 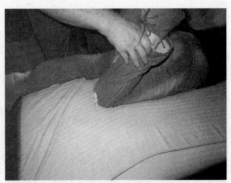

半月板突出矫正手法（以右脚半月板突出为例）：受术者端坐于凳子上，放松，小腿搁在施术者腿上，不反抗施术者操作；施术者坐于受术者对面，左手平伸于受术者膝关节下方以固定，使受术者大腿小腿呈约70°角，右手掌心底部按住突出部位，瞬间发力向斜上方推，使受术者半月板复位。

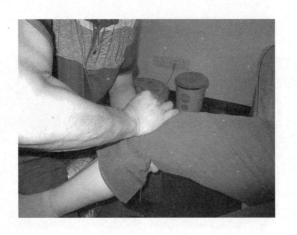

十六、脚腕关节错位

影响： 压迫脚部血管、神经。

患者症状： 脚腕关节疼痛，行走不利，严重时脚底生骨刺。

矫正手法： 受术者端坐于凳子上，放松，小腿搁在施术者腿上，不反抗施术者操作；施术者坐于受术者对面，左手向下握住错位部位（以拇指和食指为主），右手掌心顶住受术者脚底上部，瞬间发力，推动脚腕关节复位。推动幅度以正常人所能达到最大幅度为限，可以轻推数次以达到矫正效果。

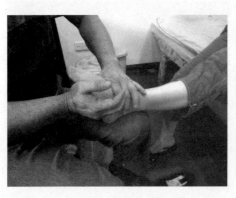
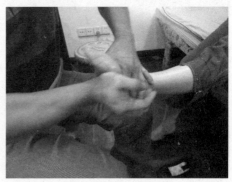

实践案例

案例 1

蔡某，女，35岁，初诊时间2014年7月22日。耳下关节错位压迫三叉神经，颈椎错位压迫脑血管，半身气血不畅，肘关节错位，两股骨关节错位，小腹有胀气，手腿脚肿胀，脸色苍白，皮肤干瘪。患者主诉：工作环境16℃恒温，月经不来，感觉浑身难受，医院检查不出病因。由于长期睡姿、坐姿不正确造成，如手托下巴、侧睡手垫在脸下、睡觉时上面脚跨压过下面脚。受工作环境影响，16℃环境下，全身毛孔收敛，气血循环受到严重影响，造成月经不调。

调理过程：7月22日，对错位关节进行矫正，通过按摩三叉神经、颈部、腿部（血海、足三里）、足部（脚底、脚趾尖）、手部（曲池、虎口、手指尖）活血行气；通过拍打足三里散瘀活血。7月28日，骨关节正常，按摩三叉神经；击拍股部、足三里，按摩血海活血行气散瘀。诊疗时正骨过程无疼痛感，第一次按摩时有痛感（气血不通），按摩完毕后再按摩无痛感。7月25日月经至，脸色、皮肤均变正常。7月28日复诊后，感觉全身轻松。嘱患者保持正确坐姿、睡姿，不要手托下巴以及侧睡时手垫在脸下。建议更换工作环境或者在工作时穿长衣长裤。每天自己击拍足三里3分钟活血行气。配合中药调理身体，效果更佳。

案例 2

陈某某，女，48岁，初诊时间2014年6月。耳下关节错位，压迫三叉神经，影响心脑血管，导致半身气血不通，造成胸闷气短、头昏眼花等症状。

患者主诉：头昏、右脑偏头痛，眼睛模糊，胸闷，太息。由于手撑下巴、睡觉时手垫在脸下造成耳下关节错位。

调理过程：第1次诊疗，对错位关节进行矫正（采用压法，用大拇指按压错位关节）；按摩颈部、脑部（太阳穴）、手部（曲池、虎口等）、腿脚部（血海、足三里、脚底和脚趾等）行气活血。后续治疗，耳下关节正常，未发现错位，采用按摩（上述穴位）及击拍足三里活血通瘀。共5次诊疗（每周一次）。患者恢复正常，三叉神经恢复良好，心脑血管受压迫现象消除。正骨过程中无明显疼痛感觉，第1次按摩三叉神经疼痛感明显，此后不觉疼痛。第1次诊疗后感觉视物清晰，偏头痛偶尔出现，人比较轻松。第2次诊疗后未发偏头痛，感觉体力增进。5次诊疗过程感到越来越轻松，脸部浮肿消退。嘱患者不要手撑下巴或睡觉时手垫在脸下。

案例 3

高某某，女，53岁，初诊时间2014年3月。第5、6节颈椎间盘突出，压迫心脑血管，半身气血不通。患者主诉：经常感觉胸闷、太息、眼睛模糊、浑身疼痛，医院检查后中西医治疗均不见好转。由于不正确睡姿造成颈椎突出，如躺着看电视。

调理过程：第1次诊疗，对突出关节进行矫正（转压手法），通过按摩颈部、头部（太阳穴）、手部（曲池、虎口、手指尖）、腿部（血海、足三里、脚底、脚趾尖）穴位活血行气。第2次诊疗，颈椎5、6轻微突出，再次矫正，通过按摩上述穴位活血行气。第3次诊疗，颈椎正常，按摩颈部活血，击拍股部、足三里活血散瘀。第4次诊疗，颈椎正常，按摩颈部活血，击拍足三里活血散瘀。之后两次诊疗，颈椎正常，按摩颈部活血，全身气血通畅，诊疗完毕。正骨过程中无明显疼痛感觉，第1次诊疗前所按穴位按之疼痛，诊疗后疼痛消失。两次诊疗后明显感到头晕好转，视物清晰，浑身舒服。3次诊疗后，感觉头脑彻底轻松，胸闷情况基本没有出现，身痛消失。5次诊疗结束基本感到又回到十年前的身体状况，心情好转。最后巩固诊疗一次，所有症状消除。嘱患者保持正确坐姿、睡姿，否则仍易复发。每周诊疗一次。

案例 4

荷某，女，53岁，初诊时间2014年6月。颈椎5、6椎间盘突出，压迫大脑血管，脑梗死；腰椎4、5节中央型突出；左髋关节错位；左膝关节错位。患者主诉：头晕，医院检查有轻度脑梗死；腰、左臀疼得厉害，坐下时左边臀部不能接触椅子，只能斜坐，走路一瘸一拐，站起时需人搀扶。各种口服、外用中医药基本无效。髋关节错位、膝关节错位由摔伤引起，颈椎、腰椎突出由不良生活习惯（背靠着床看电视）造成。

调理过程：第1次诊疗，对突出/错位关节进行矫正（分别采用转压结合、提压结合、压法等手法），按摩颈部、头部、腿部、足部、手部等穴位行气活血；嘱咐患者回去后三天内尽量平躺，保护髋关节，使其不受力。第2次诊疗，关节正常，按摩上述穴位行气活血，击拍左股部、足三里活血化瘀。第3次诊疗，关节正常，按摩颈部、头部穴位行气活血，击拍足三里活血化瘀。之后两次诊疗，关节正常，按摩颈部穴位活血行气，诊疗结束。正骨过程中无明显疼痛感觉。第1次诊疗后明显感觉头脑轻松，人也站直了，腰臀部疼痛感明显缓解，能正常蹲起，走路恢复正常。3次诊疗后感觉基本恢复健康，头晕愈，腰部、臀部疼痛基本消失。5次诊疗后浑身舒适，诊疗结束。嘱患者保持正确睡姿、坐姿。每周诊疗一次。

案例 5

贾某，男，59岁，初诊时间2014年7月21日。第5、6节颈椎间盘突出（较严重），压迫心脑血管；右肩胛骨突出、右肩关节错位。患者主诉：30多年颈椎病史，经常感觉胸闷气短、头昏眼花。右肩疼痛、发酸，手不能弯到背后，医院诊断为肩周炎。至少看过100多个中医推拿，最好的情况是当时缓解，但很快复发。由于不正确睡姿造成颈椎间盘突出，如躺着看电视、睡觉时上面的腿跨压过下面的腿。斜靠沙发造成右肩胛骨突出，肩关节错位。

调理过程：7月21日，对突出关节进行矫正，通过按摩颈部穴位活血行气。7月29日，颈椎又出现突出，再次矫正、通过按摩颈部穴位活血行气。8月4日，通过按摩颈部穴位活血行气。治疗过程中无明显疼痛感觉。原来右手不能弯到背后，经第1次诊疗后右手能弯曲自如，恢复正常，诊疗后2周内未发生肩膀疼痛发酸现象。颈椎经3次诊疗，感觉脑部一次比一次轻松，胸闷情况基本没有出现。建议患者保持正确坐姿、睡姿，一靠自己注意，二靠家人监督，否则易复发。经3次诊疗后基本恢复正常，还需再次复诊巩固。

案例 6

简某某，男，62岁，初诊时间2014年7月29日。第5、6节颈椎间盘突出，压迫心血管，致心血管狭窄并有期前收缩现象；第4、5节腰椎间盘突出，压迫坐骨神经，致腿酸；胸椎错位，压迫胃部，致胃胀气；左右股关节错位、尾骨突出（摔伤），致腰酸腰疼、小腹胀气、腿部气血不通。患者主诉：有时心口不舒服，有期前收缩现象；腰酸、腿酸、胃胀气。由于不正确坐姿、睡姿造成，如跷二郎腿、背靠沙发坐、侧睡时上面脚跨压过下面脚；摔伤引起股关节和尾骨损伤。

调理过程：7月29日，对错位/突出关节进行矫正，采用转压结合、提压结合等手法，通过按摩颈部、膀胱经、足三里活血行气。8月5日，骨关节均正常，右侧肋下、双脚有瘀血。通过按摩颈部，击拍右侧股部、右脚足三里活血化瘀。正骨过程无明显疼痛感。第一次按摩有疼痛感，按摩结束疼痛消失。诊疗前上楼梯只能一阶一上，现在能两阶一上。第1次诊疗后胸口不适消失，两次诊疗后腰酸、腿酸消失。嘱患者保持正确睡姿、坐姿，坐时不要背靠沙发。回家每天击拍双腿足三里3分钟。

案例 7

姜某某，女，62岁，初诊时间2014年8月4日。左/右肩关节错位；胸椎轻度错位；第4、5节腰椎轻度中央型突出；左右股关节错位；双膝关节半月板突出；尾椎突出。右脚脚腕扭伤、关节错位、肿胀，右脚底根部有骨刺（向下生长）；左脚脚腕扭伤。患者主述：有摔伤史，走路时两脚脚腕、脚底疼痛严重，两年中大连、北京、上海各大医院都去看过，医生建议手术治疗，患者未做手术。胸椎、腰椎突出是由于坐姿不正确（背靠沙发）造成。股关节、尾椎、半月板、脚部关节疼痛均为摔伤所致。脚底骨刺由脚腕部关节错位，足底供血不足造成。

调理过程：8月4日，对错位关节进行校正，通过按摩双腿血海、足三里、脚趾活血。用手指敲打脚底骨刺处。8月5日，通过击拍臀部外侧、足三里，按摩脚趾顶部活血化瘀。治疗过程矫正脚腕关节有疼痛感，其他无明显疼痛感觉。第1次治疗后走路较之前平稳，脚后跟不拖地（股关节已矫正），能做双足跳、单足跳，脚底疼痛消失。8月5日诊疗前，感觉腿部发胀，诊疗后，发胀感消失，腿部轻松，走、蹦、跳等动作均恢复正常。脚底骨刺未消失，嘱患者回去后每天用小锤敲打脚底骨刺处5分钟，力度以不感到明显疼痛为宜。

案例8

雷某某，女，65岁，初诊时间2014年8月8日。右手肘关节错位、右手掌掌骨错位。患者主诉：7月底被电动车撞倒，右手肘部伸不直，也不能弯，右手大拇指疼痛，不能活动。于医院拍片，打针，未见好转。由于摔伤导致关节错位。

调理过程：对错位关节进行矫正，采用压转结合手法。正骨过程中无明显疼痛感觉。正骨完毕，肘部和大拇指立刻弯曲自如，恢复正常（诊疗前右手用绑带挂于颈部，诊疗结束后可解掉绑带）。诊疗结束后右手肘部和大拇指疼痛立刻消失。

案例9

李某，男，50岁，初诊时间2011年5月。腰椎第4、5节中央型突出。患者主诉：腰疼严重，右腿酸，右腿肿胀，医院诊疗结果是腰椎4、5节中央型突出，腰椎发炎、积液，医院通知需手术治疗，未做手术。由于坐姿不正确（长期弯着腰坐、靠在床上看电视）造成腰椎突出，患病后没及时治疗，造成病情恶化。

调理过程：第1次诊疗，对错位关节进行矫正（采用提压结合手法）；按摩右腿足三里、脚底、脚趾尖活血行气。第2次诊疗，发现腰椎有轻微突出，矫正；击拍足三里活血化瘀。第3次诊疗，检查发现腰椎正常，股部、右小腿有瘀血；击拍右侧股部、足三里活血化瘀。后续诊疗，检查发现腰椎正常、无瘀血。诊疗过程中无明显疼痛感觉。第1次诊疗后腰疼腿酸明显好转；3次诊疗后腰疼痛基本消失，右脚开始消肿；5次诊疗后基本全部恢复；此后2次诊疗，无新发症状。诊疗结束3年多，未复发。嘱患者保持正确坐姿、睡姿。

案例 10

李某，女，48岁，初诊时间2014年8月5日。胸椎间盘突出，影响胃部；腰椎4、5节中央型突出，骨质疏松，压迫坐骨神经；两股关节错位（一个向前错位，一个向后错位），造成腿部气血不通、腰疼、走路不平衡，不挺直；尾骨突出，造成腰酸。患者主诉：腰疼严重，不敢弯腰、下蹲，准备行腰椎手术。由于长期背靠沙发，造成胸椎突出；躺着看电视、长期伏案工作，造成腰椎突出；多年前摔伤导致股关节错位、尾骨突出。

调理过程：对错位/突出关节进行矫正，通过提压结合、转压结合等手法；按摩足三里、血海等穴位行气活血；30分钟后击拍足三里活血化瘀。正骨过程中无明显疼痛感觉，按摩后感觉轻松，能完成下蹲、弯腰动作；诊疗完成后腰酸腰疼情况有很大改善。建议受术者保持正确睡姿、坐姿；回家后每天击拍双腿足三里一次，行气活血。骨骼错位/突出的情况不适合做外科手术。需5~6次诊疗才能彻底治愈。

案例 11

李某，女，49岁，初诊时间2014年7月14日。耳下关节错位比较严重，压迫三叉神经、影响心脑血管，导致头晕、胸闷等症状，半身气血不通。患者主诉：浑身不适，在欧洲、美国各大医疗机构均未查出病因。由于长期手托下巴、侧睡时手垫在脸下造成。

调理过程：7月14日，对错位关节进行矫正，按摩三叉神经、太阳穴、颈部、腿脚部（血海、足三里、脚趾尖）、手部（曲池、虎口、指尖）活血行气。7月15日，按摩上述部位活血行气，击拍股部、足三里散瘀。7月21日，耳下关节又出现轻微错位，矫正，按摩三叉神经、颈部、腿脚部、手部活血行气。7月28日，耳下关节正常，按摩上述穴位，击拍股部、足三里散瘀。第1次按摩时有疼痛感（气血不通），后期按摩疼痛感明显减弱。2次诊疗后感到精神状态好转。4次诊疗后感到很轻松，脸色发亮，皮肤不再感到紧绷。嘱患者不要手托下巴、睡觉时不要手垫在脸下，一靠自己注意，二靠家人监督。

案例 12

李某，女，62岁，初诊时间2014年7月21日。耳下关节错位压迫三叉神经、心脑血管，造成右侧头部供血不足，引发眼睛模糊、睡觉流涎、头昏、胸闷、眠差等症状；颈椎5、6节突出，压迫心脑血管；左肩胛骨突出，左肩关节轻微错位（影响手部血液循环）。患者主诉：感觉整日昏沉，睡眠差，左手发麻。由于长期手撑下巴、睡觉时手垫在脸下，造成耳下关节错位；躺着看电视、长期伏案工作，造成颈椎突出；坐沙发斜靠，造成肩胛骨突出、肩关节错位。

调理过程：7月21日，对错位关节进行校正；通过按摩颈部、头部穴位促进脑部血液循环；按摩三叉神经及周边穴位；按摩左手曲池、虎口等穴位。8月4日复诊，左肩胛骨轻微突出，矫正；按摩三叉神经；按摩颈部穴位。正骨过程中无明显疼痛感觉，按摩完毕后感觉轻松。第1次诊疗后睡眠恢复正常，睡觉时流涎明显好转，眼睛视物较之前清晰，感觉神清气爽，气色明显好转；第2次诊疗后感觉神清气爽。嘱患者保持正确睡姿、坐姿，不要手撑下巴或睡觉时手垫脸下；需再次复诊巩固疗效；配合中药治疗效果更佳。

案例 13

刘某，女，63岁，初诊时间2014年7月。左右肩关节错位，左侧较严重。患者主诉：6月初下楼梯踏空摔伤，双侧肩膀疼痛严重，左手完全不能动弹。于医院拍片检查、吃药未见好转，之后贴膏药也未见好转。由于摔伤导致肩关节错位。

调理过程：第1次诊疗，对错位关节进行矫正（采用转压结合手法），按摩左手曲池活血。第2次诊疗，肩关节正常，左手有部分瘀血（患者感觉左胳膊有点疼），按摩曲池穴活血，击拍左手、胳膊疼痛处散瘀。第3次诊疗，肩关节正常，双手无瘀血。第4次诊疗，肩关节正常，双手无瘀血，诊疗结束。正骨过程中无明显疼痛感觉。第1次诊疗后双肩就感觉好转，疼痛缓解，左手抬举幅度好转。第2次诊疗后左右手基本一致，双肩关节疼痛消失。

案例 14

刘某某，男，53岁，初诊时间2014年8月5日。腰椎第4、5节中央型突出，压迫坐骨神经，造成腿酸；尾骨突出，造成腰酸；两个股关节错位，左侧向前错位，右侧向后错位，造成腿部供血不足（摔伤）；左肩胛骨突出、左肩关节错位，压迫左手神经、血管。患者主诉：走路脚后跟拖地，感觉走路不平；左臂疼痛，多家医院中西医诊疗，效佳时立即见效，第二天仍会疼痛。由于不正确坐姿（弓着背坐，躺着看电视）造成腰椎突出；摔伤造成尾骨、股关节突出、错位，摔倒时左手撑地造成左肩胛骨突出、左肩关节错位。

调理过程：对错位/突出关节进行矫正，分别采用提压结合、转压结合、挤压结合等手法；通过按摩双腿足三里活血行气；20分钟后击拍足三里活血散瘀。正骨过程中无明显疼痛感觉，按摩时有疼痛感，按摩后疼痛消失；诊疗后左肩臂疼痛立即消失，连续数天观察，左肩膀、左胳膊疼痛未复发。治疗后感觉轻松，脚跟拖地症状消失。嘱患者保持正确睡姿、坐姿；回家后每天击拍双腿足三里3分钟活血散瘀。

案例 15

浦某某，男，61岁，初诊时间2014年7月。第5、6节颈椎突出，压迫心脑血管，脑部供血不足，心血管狭窄。患者主诉：经常感觉胸闷、头晕、期前收缩、心跳慢，医院检查后说一周内有中风风险，建议心血管放支架，未做手术。由于不正确坐姿造成颈椎突出（躺着看电视）。

调理过程：第1次诊疗，对突出关节进行矫正（转压手法），通过按摩颈部、头部（太阳穴）、手部（曲池、虎口、手指尖）、腿部（血海、足三里、脚底、脚趾尖）穴位活血行气。第2次诊疗，颈椎正常，通过按摩上述穴位活血行气，击拍足三里活血散瘀。第3次诊疗，颈椎正常，按摩颈部活血，击拍股部、足三里活血散瘀。第4次诊疗，颈椎正常，按摩颈部活血。第5次诊疗，颈椎正常，按摩颈部活血，全身气血通畅，诊疗完毕。正骨过程中无明显疼痛感觉，诊疗前堵塞疼痛的部位诊疗后疼痛感消失。第1次诊疗后明显感到头晕好转，眼睛清晰，胸闷好转，浑身舒服。3次诊疗后，感觉头脑明显清爽，胸闷情况基本没有出现。5次诊疗结束后，感觉基本恢复正常。嘱患者保持正确坐姿、睡姿，否则仍易复发。鉴于该患者心脑血管堵塞比较严重，开始第1周诊疗2次，以后每周诊疗1次。

案例 16

邱某某，男，80岁，初诊时间2014年7月22日。双腿膝关节错位、半月板突出，左右股关节错位。患者主诉：一周前游泳时突然双腿不能活动，在朋友帮助下回家，经304医院检查建议住院手术治疗，已经办理好住院手续，诊疗前坐轮椅来，不能自己走路。由于游泳时受风湿造成。

调理过程：7月22日，对错位关节进行校正，通过按摩足三里活血行气；7月28日，按摩、击拍足三里行气活血。诊疗过程中无明显疼痛感，第1次诊疗后能下蹲起立，能自己拄拐慢慢行走；第2次诊疗后走路恢复正常，不用拐杖能正常行走。嘱患者不要再游泳，以免受风湿。

案例 17

邵某某，男，50岁，初诊时间2009年7月。整根脊柱弯曲（左右方向）；左髋关节错位。患者主诉：得病3年，基本不能正常走路，发病时不能起床，臀部、腰部游走性疼痛。就诊于南京各大医院，基本无效。髋关节错位是由摔伤造成；脊柱弯曲是不正确的坐姿、睡姿造成（斜着坐、坐时腿放桌子上、背靠着床看电视）。

调理过程：对突出/错位关节进行矫正（分别采用转压结合、提压结合、提法、压法等手法）；通过按摩足三里活血行气；嘱咐患者回去后3天内尽量平躺，保护髋关节，使其不受力。后续诊疗，对脊柱、髋关节继续矫正；按摩足三里活血。5次诊疗后，脊柱不弯曲（左右）了，髋关节恢复正常。正骨过程中无明显疼痛感觉。第1次诊疗后明显就轻松了，人也站直了（患病3年期间无法站直）；共进行5次治疗，基本恢复健康，从此就特别注意坐姿、睡姿。诊疗结束后至今未复发。嘱患者保持正确睡姿、坐姿。

案例 18

邵某某，男，80岁，初诊时间2008年9月。第5、6节颈椎突出，严重压迫心血管，心血管狭窄；腰椎第4、5节突出，压迫坐骨神经，造成腿酸；尾骨突出，造成腰酸。患者主诉：胸闷气短，心跳每分钟50次左右，医院诊断不明确，腰痛腰酸，椎间盘2次手术不见好转。由于长期不正确坐姿、睡姿（靠床上看电视）造成。

调理过程：对突出关节进行矫正（分别采用转压结合、提压结合、挤压结合等手法）；通过按摩颈部、足三里活血行气；每周一次诊疗，前两次都重复矫正和按摩治疗；3~5次诊疗按摩颈部、足三里活血行气。正骨过程中无明显疼痛感觉，第1次按摩时有疼痛感，后续按摩疼痛消失。2次诊疗后基本感觉轻松，胸闷消失，腰痛明显减少。5次诊疗后彻底恢复，心跳恢复到每分钟78次，腰椎突出症状消失。第6次诊疗时痊愈。嘱患者保持正确睡姿、坐姿。

案例 19

史某某，男，43岁，初诊时间2014年8月4日。胸椎突出，影响胃部；腰椎4、5节突出，压迫坐骨神经；两股关节错位，造成腿部气血不通，走路不平衡；尾椎突出，造成腰酸。患者自述：腰酸，胃部不舒服，走路时弯腰。由于长期背靠沙发，造成胸椎突出；躺着看电视、长期伏案工作，造成腰椎突出；多年前摔伤导致股关节错位、尾椎突出。

调理过程：对错位关节进行校正（通过提压结合、转压结合等手法）；按摩足三里、血海等穴位行气活血；击拍足三里活血散瘀。正骨过程中无明显疼痛感觉，按摩完毕后感觉轻松。诊疗后，腰不酸了，走路感觉轻松，整个人感到舒服。建议受术者保持正确睡姿、坐姿；回家后自己每天击拍足三里，行气活血。

案例 20

宋某，女，71岁，初诊时间2014年7月29日。两股关节错位、尾椎突出，影响腿部供血不足、腹部胀气，走路困难，腰酸。患者主诉：年轻时跳伞摔伤过；最近两个月都基本不能走路。病症由于年轻时摔伤造成。

调理过程：对错位关节进行矫正，通过按摩血海、足三里行气活血。半小时后，通过击拍足三里通瘀活血。正骨过程中无明显疼痛感，按摩过程开始有疼痛感，慢慢疼痛感消失。诊疗后马上能自己走路，且走路平稳。年轻时摔伤感觉不到不适，随年龄增长，后遗症慢慢就会体现出来。

案例 21

苏某，男，47岁，初诊时间2014年8月5日。第5、6节颈椎突出严重，压迫心脑血管，造成半身气血不通；双手肘部侧骨错位，影响手部血液循环；腰椎4、5节中央型突出；右股关节错位；双腿半月板突出。患者主诉：病发时呼吸困难、浑身抽搐，明显感觉到气推不动血。去北京307医院、华信医院做了2次心脏造影，没查出问题，去中日友好医院做全面体检，各项指标均正常，西医诊疗多时，基本不见好转。由于长期斜靠沙发坐、枕头太宽、太高造成颈椎突出，严重压迫心脑血管，再加上肘部侧骨错位影响手部血液循环、股关节错位影响腿部血液循环，造成人体心脏推动血液循环能力变弱。

调理过程：对突出/错位关节进行矫正（转压结合、提压结合等手法）；按摩头部（太阳穴）、颈部、手部（曲池、虎口、指尖）、脚部（血海、足三里、脚底、脚趾尖）行气活血；过30分钟，重复按摩步骤；再过30分钟，重复按摩步骤。正骨过程中无明显疼痛感觉，第1次按摩感觉疼痛，第2、第3次按摩疼痛消失。第2次按摩后，就明显感到气血往上行至头部，浑身发热。第3次按摩后，感觉膝关节轻松，诊疗前发紧。建议受术者保持正确坐姿，更换窄一些、软一些的枕头；回家自己每天花3分钟敲打双腿足三里；结合中药治疗，会取得更好疗效。

案例 22

王某某，女，61岁，初诊时间2014年8月4日。耳下关节错位压迫三叉神经，影响心脑血管，造成半侧头发昏、脸部肿胀、眼睛发酸、半身气血不通。颈椎突出压迫心血管，造成心血管狭窄，引发副乳肿块。患者主诉：整天眼睛干涩，副乳肿块按之疼痛，颈部按之酸痛不能耐受。由于不正确坐姿、睡姿造成，平时习惯手托下巴或睡觉时手垫在脸下造成耳下关节错位；躺着看电视造成颈椎错位。

调理过程：对错位关节进行矫正（压转结合、挤压结合等手法），通过按摩头部、颈部、三叉神经、眼睛周边穴位、血海、足三里、曲池、虎口、手指尖、脚趾尖等穴位行气活血。通过拍打足三里活血散瘀。正骨过程无明显疼痛感觉，按摩时开始感觉疼痛，后来疼痛逐渐消失。诊疗后眼睛干涩好转，按颈部疼痛消失。诊疗30分钟后，副乳肿块消失了（气血通畅）。建议受术者保持正确睡姿、坐姿，不要手撑下巴或睡觉时手垫脸下；回家后每天击拍足三里3分钟活血散瘀。

案例 23

王某某，男，70岁，初诊时间2013年9月。两股关节错位（一个向前错位、一个向后错位）。患者主诉：臀部疼痛，基本不能自己独立行走，腰不能直。在常州各医院做多项检查，各项数据显示正常，未查出病因，吃中药也未见好转。由于睡姿（侧睡时上面的脚跨压过下面的脚）、坐姿（习惯跷二郎腿）不正确造成。

调理过程：第1次诊疗，对错位关节进行矫正（采用提压结合手法），按摩双腿血海、足三里、脚底活血行气。第2次诊疗，股关节正常，双腿小腿部位有瘀血（患者感觉小腿有点胀痛），击拍双腿足三里活血散瘀。第3次诊疗，股关节正常，双腿无瘀血，诊疗结束。正骨过程中无明显疼痛感觉。第1次诊疗后臀部疼痛消失，人能站直，能独立行走。第2次诊疗后感觉基本恢复正常。嘱患者保持正确的坐姿、睡姿。

案例 24

王某某，女，64岁，初诊时间2014年7月。颈椎第5、6节突出压迫脑血管，造成大脑供血不足，右侧脑梗死。患者主诉：有高血压，经常头晕，去医院做磁共振检查，发现有脑梗死症状，在医院输液一个多月，头晕症状未减轻。由于睡姿、坐姿不正确（躺着看电视）造成颈椎突出。

调理过程：第1次诊疗，对突出颈椎关节进行矫正（按转手法结合），按摩颈部、头部穴位行气活血。第2次诊疗，颈椎5、6节轻微突出，矫正，按摩颈部、头部穴位行气活血。第3次诊疗，颈椎关节正常，按摩颈部、头部

四种濒临消亡的中医特色诊疗技术

穴位行气活血化瘀。第4次诊疗，颈椎关节正常，按摩颈部、头部穴位行气活血。第5次诊疗，颈椎关节正常，脑梗消除，已恢复正常。正骨过程无明显疼痛感觉。诊疗前，右侧太阳穴触之疼痛，第1次诊疗后按压疼痛消失；头晕次数明显减少。第2次诊疗后，头晕基本消失。第3次诊疗后，头晕现象彻底消失，为巩固疗效，继续治疗2次。第5次后，确认恢复正常，治疗结束。建议受术者保持正确睡姿；每周诊疗一次。

案例 25

王某某，女，60岁，初诊时间2014年7月29日。耳下关节错位压迫三叉神经，影响心脑血管，造成半个头发昏、脸部肿胀、眼睛发酸、视力下降，半身气血不通。颈椎5、6节突出压迫脑血管，造成大脑供血不足，引发头昏；右肩关节错位，压迫右手血管，导致供血不足、右手发麻。患者主诉：经常头昏，严重时晕倒在地。由于不正确坐姿、睡姿造成。平时习惯手托下巴或睡觉时手垫在脸下造成耳下关节错位；躺着看电视造成颈椎突出；侧睡时上面的腿跨过下面的腿、斜靠沙发坐造成肩关节错位。

调理过程：对错位/突出关节进行矫正（提压结合、压转结合、挤压结合等手法），通过按摩头部、颈部、三叉神经、眼睛周边穴位、血海、足三里、曲池、虎口、手指尖、脚趾尖等穴位行气活血。复诊，骨关节正常，无需矫正。按摩上述穴位、神经行气活血。拍打足三里散瘀。正骨过程无明显疼痛感觉，按摩时开始感觉疼痛，后来疼痛逐渐消失。第1次诊疗30分钟后，眼睛干涩好转。第1次诊疗2天后眼睛视物清晰，脸色好转，头晕基本没复发。第2次诊疗后，感到脚底发热，脸消肿，全身感到舒适。建议受术者保持正确睡姿、坐姿，不要手撑下巴或睡觉时手垫脸下。

案例 26

徐某某，女，67岁，初诊时间2014年8月4日。右膝关节错位变形，压迫小腿部血管，引发抽筋；左右两膝盖半月板突出。患者主诉：右膝关节频发疼痛，右腿常抽筋，于医院诊疗多次，均不见好转。由于摔伤所致。

调理过程：对错位关节进行校正，膝关节通过拉、转矫正；大腿小腿呈

70°，掌心发力，将半月板压入膝盖骨下。通过按摩足三里活血。正骨过程中无明显疼痛感觉。诊疗前右膝盖疼痛，诊疗后痛感很快消失。

案例 27

徐某某，女，57岁，初诊时间2013年8月。腰椎第4、5节向左突出。患者主诉：腰疼严重，只能侧腰走路，一瘸一拐，非常痛苦。未去医院诊疗。由于坐姿不正确（长期斜着坐）造成腰椎突出。

调理过程：第1次诊疗，对错位关节进行矫正（采用转压结合手法）；按摩左腿足三里、脚底、活血行气。第2、第3次诊疗，发现腰椎还是有轻微突出，矫正；击拍足三里活血散瘀。第4次诊疗，检查发现腰椎正常，左小腿有瘀血；击拍足三里活血散瘀。第5次诊疗，检查发现腰椎正常、无瘀血。诊疗结束。诊疗过程中无明显疼痛感觉。第1次诊疗后腰疼明显好转，人能站直，走路不再一瘸一拐。3次诊疗后腰疼基本消失，脚部还有点酸。5次诊疗后全部恢复正常，能跑能跳。建议受术者保持正确坐姿。

案例 28

薛某某，男，55岁，初诊时间2013年9月。腰椎第4、5节中央型突出压迫坐骨神经、血管，有炎症。患者主诉：腰疼得厉害，直不起来，非常痛苦。医院诊疗建议手术。由于坐姿不正确（靠在床上看电视）造成腰椎突出。

调理过程：第1次诊疗，对突出关节进行矫正（采用转压结合手法）；按摩右腿足三里活血行气。第2次诊疗，发现腰椎还是有轻微突出，矫正；击拍足三里活血散瘀。第3次诊疗，检查发现腰椎正常，右小腿有瘀血；击拍足三里活血散瘀。第4、第5次诊疗，检查发现腰椎正常、无瘀血。诊疗结束。诊疗过程中无明显疼痛感觉。第1次诊疗后腰疼明显好转，人能站直，走路不再一瘸一拐。3次诊疗后腰疼基本消失，脚部还有点酸。5次诊疗后全部恢复正常，能跑能跳。建议受术者保持正确坐姿。每周诊疗一次。

案例 29

杨某某，女，43岁，初诊时间2014年8月5日。第5、6节颈椎突出，压迫心血管，有副乳肿块；腰椎第4、5节突出，压迫坐骨神经，造成腿酸；尾骨突出，造成腰酸；两个股关节错位，造成腿部供血不足（摔伤）；两个肩胛骨都突出，肩膀酸。患者主诉：有副乳肿块，按之疼痛，去医院诊疗，医生说手术切掉还会再生；冬天双腿特别凉；肩膀酸。由于不正确坐姿、睡姿（侧睡时上面的腿跨过下面的腿、躺着看电视）以及摔伤（尾骨、股关节）造成。

调理过程：对错位/突出关节进行矫正（分别采用转压结合、提压结合、挤压结合等手法）；通过按摩颈部、副乳、双腿血海、足三里活血行气；20分钟后击拍足三里活血散瘀。正骨过程中无明显疼痛感觉，按摩时有疼痛感，按摩完疼痛消失。诊疗完毕后副乳肿块消失（气血通了，肿块就没了）；肩膀酸的症状消失。治疗后人感觉轻松，走路挺拔。建议受术者保持正确睡姿、坐姿；回家后每天击拍双腿足三里3分钟活血散瘀。

案例 30

张某，男，36岁，初诊时间2014年7月29日。第4、5节腰椎突出，压迫坐骨神经，引发腿酸；左右股关节错位、尾椎突出，造成腹部胀气、腰酸、走路姿态不正，腿部供血不足，腿部发麻。患者主诉：腰酸，严重时无法行走，走路拖脚跟。由于摔伤（股关节、尾椎）造成；腰椎突出是由于长期不正确坐姿造成。

调理过程：对错位/突出关节进行矫正；通过按摩双腿足三里活血；过30分钟后击拍双腿足三里通瘀。诊疗过程中无明显疼痛感觉，诊疗后之前疼痛部位痛感消失，走路变轻松（旁观明显看出走路变正了），不拖脚后跟，腰酸愈。建议患者不要坐沙发，正确坐姿。

案例 31

张某某，女，63岁，初诊时间2014年7月21日。颈椎第5、6节突出压迫大脑血管，造成大脑供血不足，脑血管有堵塞。患者主诉：经常头晕，于香港做全面检查，大脑血管确有堵塞。由于睡姿、坐姿不正确（躺着看电视，长期伏案工作）造成。

调理过程：7月21日，对突出颈椎关节进行矫正（按转手法结合），按摩颈部、头部穴位活血通瘀。7月28日，通过按摩颈部、头部穴位活血通瘀。8月4日，按摩颈部、头部穴位，活血通瘀。治疗过程无明显疼痛感觉。治疗前，右侧太阳穴按之疼痛，第1次诊疗后疼痛消失。第2次诊疗后，头晕次数就明显减少。第3次诊疗后，头晕现象消失。嘱患者保持正确睡姿、坐姿。

案例 32

张某，男，55岁，初诊时间2014年7月14日。颈椎5、6节突出，压迫心脑血管，半身气血不通。患者主诉：最近一年来经常头昏、气短，太息。由于躺着看电视、长期伏案工作造成。

调理过程：7月14日，矫正突出关节（通过压转手法），按摩太阳穴、颈部、血海、足三里活血行气。7月28日，颈椎骨关节正常，按摩颈部、击拍臀部、腿部足三里活血通瘀。8月4日，颈椎骨关节正常，击拍臀部、腿部足三里活血通瘀。正骨过程中感觉不到疼痛，第1次按摩有疼痛感，第2次按摩疼痛消失。第1次诊疗后头昏、气短、太息等症状未再复发，仍感觉腰腿部酸胀。第3次诊疗后腰腿酸胀现象消失，感到轻松。嘱患者保持正确睡姿、坐姿。

案例 33

张某，男，39岁，初诊时间2014年7月29日。胸椎错位，压迫胃部，导致胃胀气；腰椎4、5节突出，压迫坐骨神经，导致腿酸；左手侧骨错位，压迫手部神经，导致手发麻；两侧股骨头错位、尾椎突出，导致腰酸、小腹胀气、腿部气血不通。患者主诉：3年前摔跤后肚子开始鼓胀，久坐双腿发麻。胸椎错位由于习惯背靠沙发坐造成；腰椎、尾椎、股关节、手部侧骨由摔伤造成。

调理过程：对错位关节进行校正（通过提压结合、转压结合等手法）；通过按摩、拍打双腿足三里活血行气。诊疗过程无明显疼痛感。腰酸马上消失。诊疗结束20分钟后感觉腿部发胀（气血下行），通过拍打足三里后肿胀感消失；诊疗结束30分钟后腹部瘪了下来。嘱患者保持正确坐姿。

案例 34

朱某某，男，55岁，初诊时间2014年8月8日。左股关节错位。患者主诉：8月初忽然股部酸痛，不能下蹲。于医院诊疗，服药后未见好转。由于睡觉姿态不正确（向右侧睡时上面的腿跨压下面的腿）造成左股关节错位。

调理过程：对错位关节进行矫正（采用提压结合手法）。正骨过程中无明显疼痛感觉。诊疗后马上可下蹲，左腿恢复往日的灵活。嘱患者保持正确睡姿。

李氏铁手腕挺直法

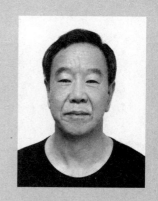

技术持有人李大连简介

　　李大连，男，1949年1月25日出生，祖籍河北唐山。1966年3月20日下乡，机缘巧合遇到一位出家还俗人士，并有幸拜其为师，学习中医，治愈了自己因唐山大地震带来的伤病。2000年退休，全身心投入中医诊疗手法的研究。

　　自1966年至今，李大连先生几乎倾注大半生的时间研究人的形体。通过长时间的钻研和大量的形体实践，总结出了一套针对形体挺直的特殊手法，并创立"李氏铁手腕挺直疗法"。

李氏铁手腕
挺直法技术操作

铁手腕挺直法是一套涉及头、脊柱、腰、膝、脚、肩、肘、手的系统形体挺直手法，共包含七项技术，其中脊柱挺直为核心技术。针对受术者要求，可以整套操作，也可以选择个别操作。通过系统的挺直疗法，可以达到头脑清醒、昂首挺胸、四肢灵活、走路轻快的效果。长期坚持，可以防治未病、治疗已病，是一种简便、安全、有效的中医特色手法技术。

一、操作前的准备

①在安静、整洁的房间内，准备一张床（大小不限），最好是专用的美容床。

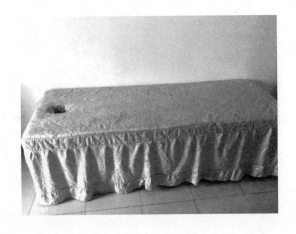

②2把稳定性好的椅子。
③准备一大、一小两个毛巾，一个U形充气枕。

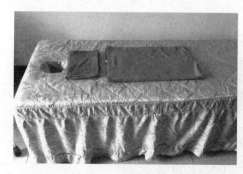 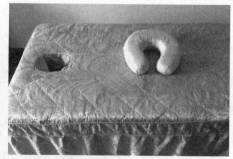

④施术者务必做到操作前洗手、结束后也一定要洗手。

⑤施术者准备一个能拍照和录像的电子设备，方便做前后对比。

⑥受术者衣着宽松，最好穿纯棉面料的衣服。

二、操作过程

1. 头部调理

主要解决探头问题，改变头部向前倾斜。可以改善后脑僵、沉、颈椎酸痛、僵硬问题。

（1）操作过程

①受术者面朝下，趴在床上，全身放松。

②施术者用双手掌对受术者的头部进行轻轻按摩，做好施术前的准备。

③以颈椎第二节以上10厘米左右枕后区域为工作区，针对手触不平、增厚、薄厚不均的问题用腕部向外挤拨。

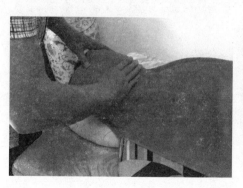 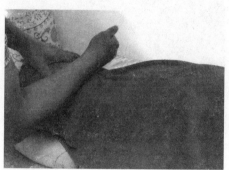

④将颈椎第2节至胸椎第2节之间两侧用手腕外拨，直至松软、平坦。

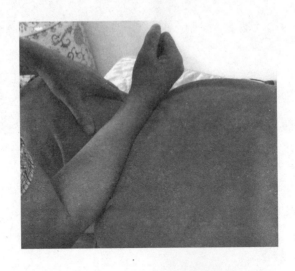

2. 脊柱挺直

脊柱挺直可以恢复脊柱正常的生理曲线，有效解决探头、探肩问题，恢复上半身挺拔、正直。

（1）操作过程

①受术者面朝下，趴在床上，全身放松。检查受术者后生理曲线的变异程度，感知背部肌肉僵硬程度，寻找胸椎突出点。

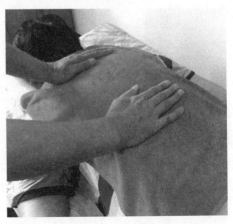

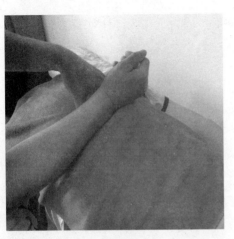

②用腕部压、滑、抚平胸椎2～12节两侧背肌，直至受术者适应、放松。

③受术者坐在凳子上，完全放松。先从腰椎开始做。站在对方体侧，一只手扶住其头部，另一只手用掌根在胸椎第12节进行按压、捋顺29次，这时，对方上身前倾角度发生重大变化，原有脊柱曲线发生改变。注意：造成脊柱生理曲线变形的主要矛盾点出现。

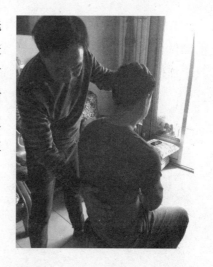

④用掌根按压主要矛盾点29次，观察从胸椎第2节到骶椎的生理曲度。注意：颈椎第7节、胸椎第1节仍向前探。

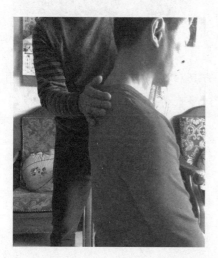

⑤一只手按住对方前额做自然后压令对方仰头的动作，另一只手仍用掌根按压形变主要矛盾点29次，慢慢让头部位置复原，这时，颈椎第7节、胸椎第1节的生理曲度恢复正常。

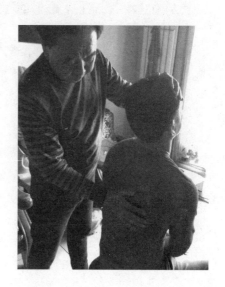

⑥受术者放松，施术者一只手按住其前额做自然后压令对方仰头的动作，另一只手捏住枕后位置，向后、上方向提拉头部9下。做完后，探头问题基本解决。

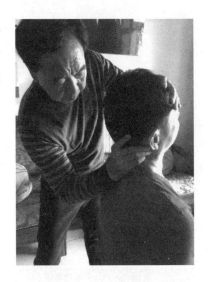

四种濒临消亡的中医特色诊疗技术

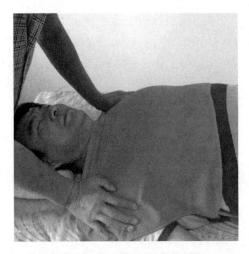

⑦受术者躺在床上，施术者检查其肩头与床的贴合程度。如左图，对受术者双肩进行放松。

⑧受术者依图所示摆好姿势，施术者右手固定压住额头，左手向下压肘9次。相同动作做另一侧。

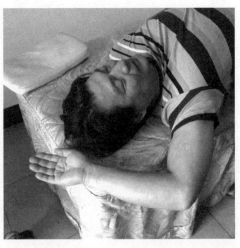

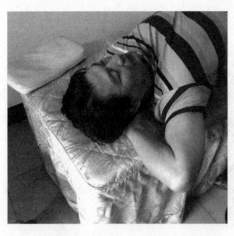 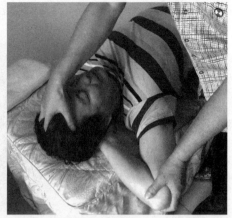

⑨受术者平躺，施术者对其压肩6次。

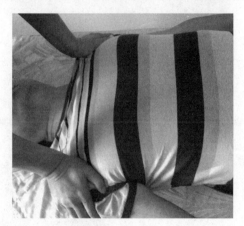

⑩受术者放松平躺10分钟后，脊柱已经呈现出正常的生理曲线。

（2）术后巩固动作

第一个巩固动作：双手除大拇指外手指交叉夹紧。

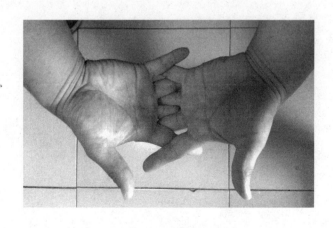

手心向外放到枕后偏上位置，食指和小指要贴到头皮上，双臂尽力外展。

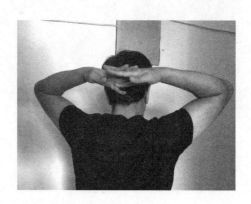

用头向后使劲压手9次。

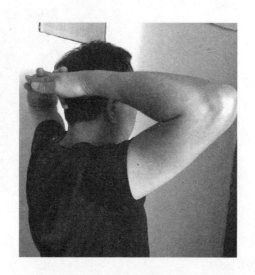

第二个巩固动作：双手除大拇指外手指交叉夹紧。手心向上举过头顶。

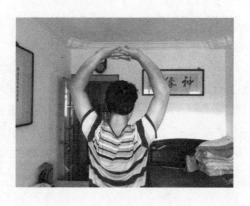

胳膊尽量上举，向后至最大限度，头随双臂向后45°后仰9次。

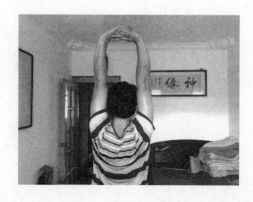

3.腰部调理

使腰椎支撑点发生改变，令腰椎处在最佳状态，起到翘臀的效果。

①施术者检查两侧腰肌松紧、高低、僵硬程度，检查腰椎两侧髋骨头高低情况。

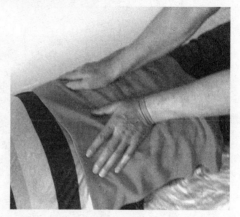

②施术者对高的异常部位用手腕压、拨。反复压、拨两侧腰肌，直至平滑、高低一致，臀部出现微翘感。

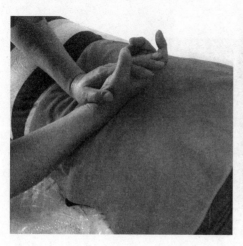

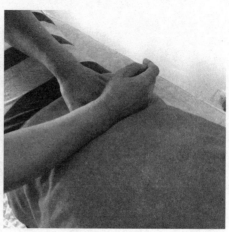

4.膝关节调理

改善膝关节循环，重新分配力点。

①受术者平躺，施术者检查两膝与床的紧贴程度。施术者手触感受两膝手感、大小是否一致，髌骨灵活程度，询问膝盖健康状况。

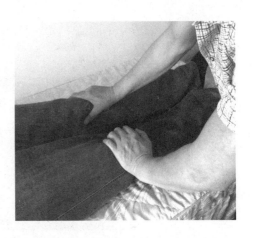

②重点做三个部位，一是以髌骨为中心，用手腕向外推挤做圆周动作。

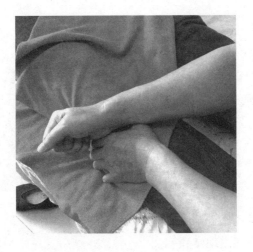

二是髌骨上方3厘米区域。

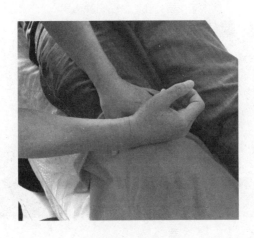

三是髌骨下方2厘米区域。

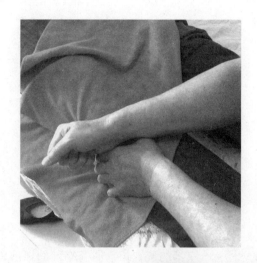

5.脚、踝调理

重新调整走姿、站姿，改变脚的支撑点。

①检查脚踝的灵活程度。

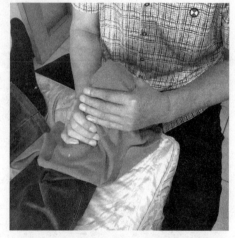

②围绕脚踝用手腕做挤拨的圆周动作，对痛、不灵活的部位要重点做，直到受术者感到舒服为止。

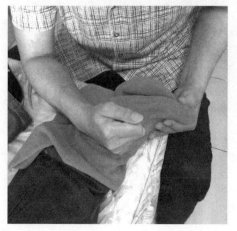

③施术者用前臂距肘5厘米的位置分别拨动足跟、足心和脚掌。

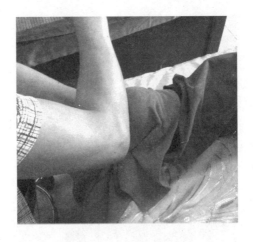

④施术者用前臂距肘5厘米的位置拨动所有脚趾的根部关节，然后做满全部脚趾。

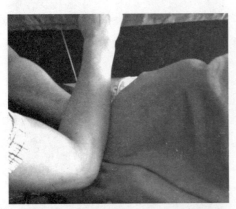
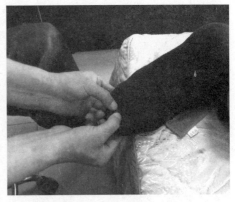

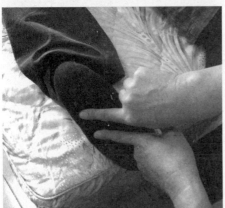

调整走姿，如果是"内八字"，重点拨脚外侧。

调整走姿，如果是"外八字"，重点拨脚内侧。

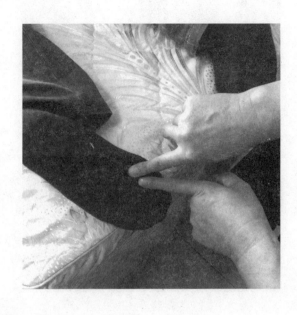

6. 肘部调理

解决胳膊沉、肘部不灵活、肘部容易扭伤问题。

依照图示部位，施术者用前臂中间部位围绕肘部外侧半径做挤、压、抚平动作。

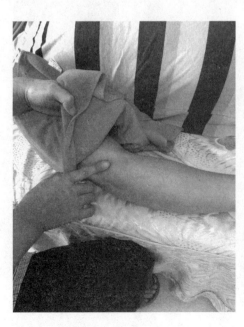 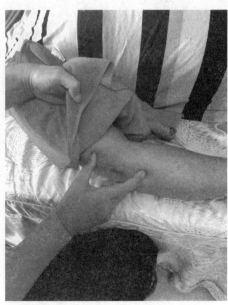

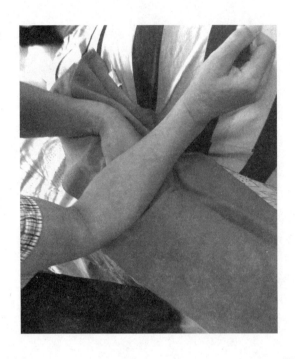

7.手、腕调理

增加腕部和手的灵活程度，有效预防网球肘，增加腕部的稳定性。

①受术者平躺，掌心向下。施术者用手腕挤、压其手腕至手指所有部位。

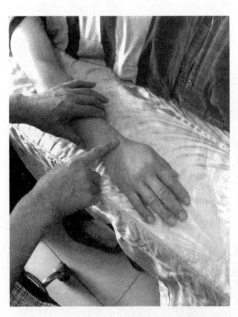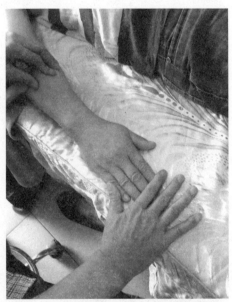

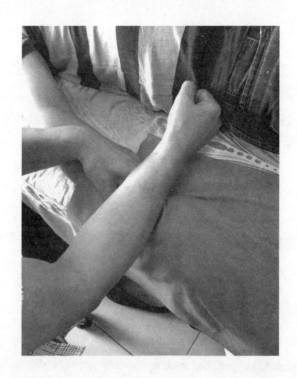

②受术者掌心向上，施术者用手腕挤、压其手腕至手指所有部位。

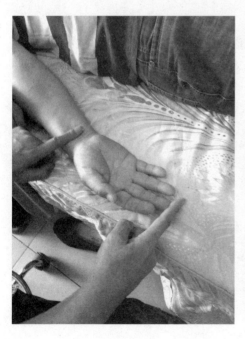

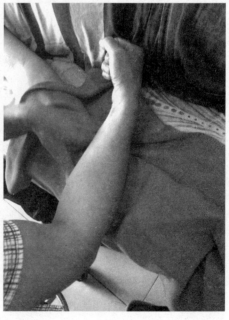

三、技术操作要点

①受术者面朝下平卧时，一定要使用U型枕，使其头部保持正直。

②受术者保持全身放松。

③对受术者操作前，仔细观察其形体状况，详细询问身体状况。

④施术者操作中根据对方感受灵活把握力度，以对方能承受、感觉舒适为标准。

⑤施术者操作中切记不要拨颈椎骨头，用在关节骨头上的力度一定要适中。

⑥一定注意让受术者通过站、立、走姿、四肢灵活程度变化等体会前后变化。

四、应用本技术应达到的效应

通过系统的挺直疗法，可以达到头脑清醒、昂首挺胸、四肢灵活、走路轻快的效果。长期坚持，可以防治未病、治疗已病。

五、适应证

形体保健；涉及头、脊柱、腰、膝、脚、肩、肘、手等部位的酸、沉、痛及僵硬、不灵活问题；青少年探头、探肩、驼背。

六、禁忌证

患有严重心脏病、高血压；脊柱严重变形、强直；皮肤病。

七、注意事项

每项技术至少要连做3次；术后受术者尽量不要做剧烈、大幅度动作；24小时内不能洗澡；巩固动作必须遵医嘱。

不良反应：术后可能出现局部酸、痛的反应，属正常，很快就会消失。

四种濒临消亡的中医特色诊疗技术

实践案例

案例 1

张某某，男，46岁，初诊时间2014年8月12日。受术者因长期伏案并操作电脑，造成肩膀酸痛、颈部僵硬，探头、含胸明显。经3次探头调理、脊柱挺直后，症状全部消失。为巩固效果，要进一步做巩固动作。

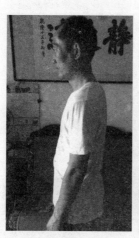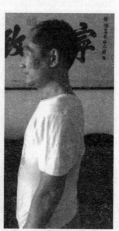

诊疗前　　　　　　　　　诊疗后

案例 2

冯某某，女，51岁，初诊时间2014年7月20日。受术者为自由职业者，本人很注重自己的外貌，但对形体的挺拔关注很少，施术前含胸明显，小腹突出，给人感觉很不精神。经3次探头调理、脊柱挺直后，整体呈现"S"曲线，挺胸、收腹明显。为巩固效果，要进一步做巩固动作。

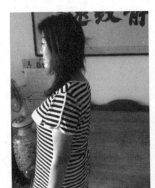 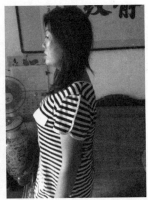

诊疗前   诊疗后

案例 3

刘某，女，44岁，初诊时间2014年8月4日。受术者在私企任会计兼司机，由于伏案工作、操作电脑且经常长途开车，肩膀酸痛、颈部僵硬，探头、含胸明显。经3次探头调理、脊柱挺直后，症状全部消失。为巩固效果，要进一步做巩固动作。

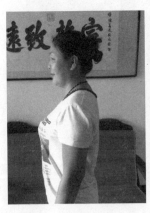 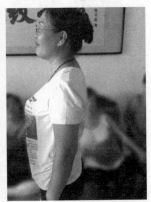

诊疗前   诊疗后

案例 4

周某某，男，45岁，初诊时间2014年9月1日。受术者为办公室工作人员，因长期伏案并操作电脑，造成肩膀酸痛、颈部僵硬，探头、含胸明显。经3次探头调理、脊柱挺直后，症状全部消失。为巩固效果，要进一步做巩固动作。

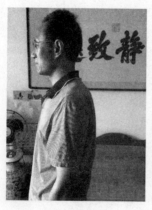 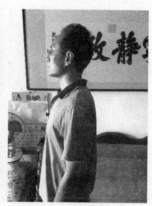

诊疗前　　　　　　　　诊疗后

案例 5

刘某某，女，36岁，初诊时间2014年9月2日。受术者年轻、靓丽，注重自身形象。为追求"S"曲线，呈现昂首、挺胸、自信的良好体态，现场施以探头调理、脊柱挺直调理技术，效果立竿见影。为巩固效果，要进一步做巩固动作。

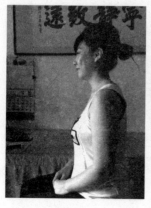 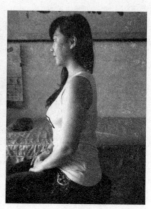

诊疗前　　　　　　　　诊疗后

案例 6

刘某某，女，33岁，初诊时间2014年9月2日。受术者年轻、靓丽，注重自身形象。为追求"S"曲线，呈现昂首、挺胸、自信的良好体态，现场施以探头调理、脊柱挺直调理技术，效果立竿见影。为巩固效果，要进一步做巩固动作。

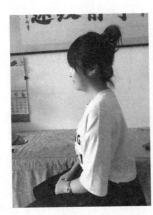 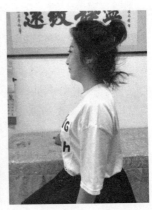

诊疗前　　　　　　　　　诊疗后

案例 7

赵某，女，35岁，初诊时间2014年5月13日。受术者女儿身体不好，需要四处奔波治疗、常年做康复锻炼，生活压力大加之本人体弱，造成探头、猫腰的状态很明显。经现场探头调理、脊柱挺直后，感觉自己身体又"挺起来了"，呼吸顺畅，人也精神了很多。为巩固效果，要进一步做巩固动作。

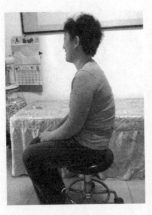 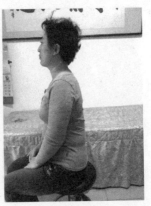

诊疗前　　　　　　　　　诊疗后

案例 8

马某某，女，21岁，初诊时间2014年8月10日。受术者系大一学生，身高172厘米，由于身高及升学的压力，造成脊柱失去正常年轻人应有的挺拔、正直形态。经现场探头调理、脊柱挺直后，恢复少女挺拔身姿。为巩固效果，要进一步做巩固动作。

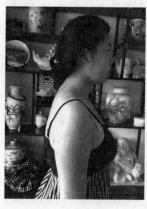 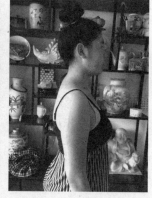

诊疗前　　　　　　　　　　　诊疗后

案例 9

徐某某，女，60岁，初诊时间2013年4月20日。受术者腰部做过大手术，术后几年腰、腿痛厉害，造成上身前倾、臀部后翘现象严重，背部也经常酸、痛。经3次探头调理、脊柱挺直后，上身前倾、臀部后翘现象明显改善，背部酸痛彻底消失。为巩固效果，要进一步做巩固动作。

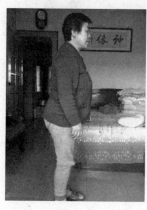 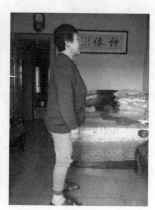

诊疗前　　　　　　　　　　　诊疗后

案例 10

李某某，男，61岁，初诊时间2014年5月15日。受术者含胸、驼背、探头非常明显，经3次探头调理、脊柱挺直后，症状明显改善。为巩固效果，要进一步做巩固动作。

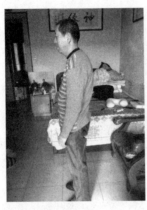 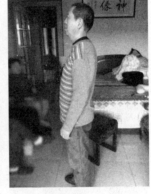

　　　　诊疗前　　　　　　　　　　　诊疗后

案例 11

徐某某，女，62岁，初诊时间2014年9月15日。受术者最大的爱好就是做缝纫活计，直接造成探头、驼背严重。经3次探头调理、脊柱挺直后，症状明显改善。为巩固效果，要进一步做巩固动作。

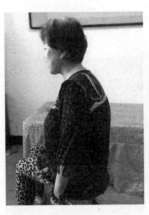 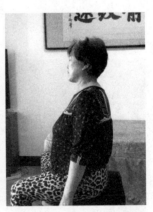

　　　　诊疗前　　　　　　　　　　　诊疗后

案例 12

周某，女，35岁，初诊时间2014年8月20日。受术者年轻、优雅，但明显呈现颔首、含胸、小腹突出的不良体态。经现场探头调理、脊柱挺直后，恢复挺胸、抬头、收腹的美丽身姿。为巩固效果，要进一步做巩固动作。

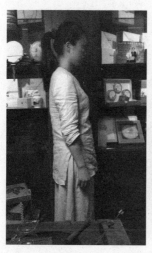 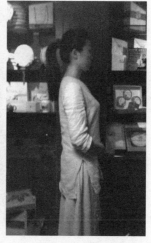

诊疗前　　　　　　　　　诊疗后

案例 13

王某某，女，68岁，初诊时间2014年7月15日。受术者驼背、探头明显，经3次探头调理、脊柱挺直后，症状明显改善。为巩固效果，要进一步做巩固动作。

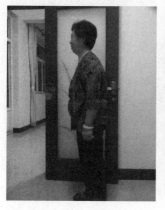 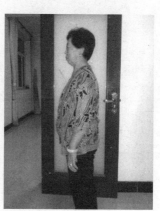

诊疗前　　　　　　　　　诊疗后

案例 14

韩某某，男，34岁，2014年9月14日。受术者探头明显，经现场探头调理、脊柱挺直后，能够昂首、挺胸，展现年轻人挺拔身姿。为巩固效果，要进一步做巩固动作。

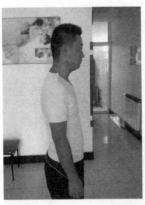 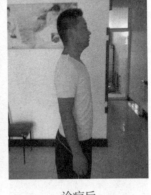

诊疗前　　　　　　　　　　诊疗后

案例 15

李某，女，25岁，初诊时间2014年9月10日。受术者文静、优雅，但体态欠佳，含胸明显。经现场探头调理、脊柱挺直后，展现迷人挺拔身姿。为巩固效果，要进一步做巩固动作。

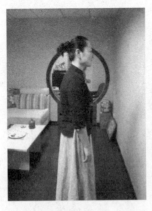 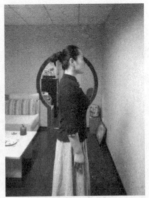

诊疗前　　　　　　　　　　诊疗后

案例16

董某某，男，17岁，初诊时间2014年9月13日。受术者没有良好的坐行习惯，导致年纪轻轻就探头、猫腰，从体态上看没有年轻人的朝气。经现场探头调理、脊柱挺直后，能够昂首、挺胸，展现年轻人挺拔身姿。为巩固效果，要进一步做巩固动作。

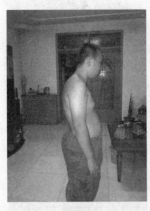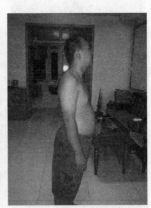

诊疗前　　　　　　　　　　诊疗后

案例17

冯某某，男，32岁，初诊时间2014年9月10日。受术者年轻、帅气，但探头、含胸严重，经现场探头调理、脊柱挺直后，恢复年轻人挺拔身姿。为巩固效果，要进一步做巩固动作。

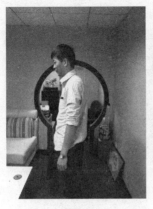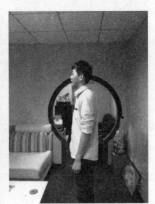

诊疗前　　　　　　　　　　诊疗后

案例 18

张某，女，21岁，初诊时间2014年9月10日。受术者文静、优雅，年轻、漂亮，但缺乏年轻女性应有的挺拔曲线。经现场探头调理、脊柱挺直后，展现挺拔身姿。为巩固效果，要进一步做巩固动作。

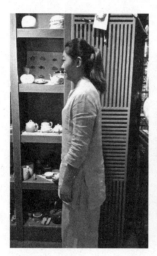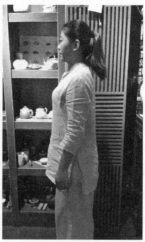

诊疗前　　　　　　　　　　诊疗后

案例 19

董某某，女，45岁，初诊时间2014年8月5日。受术者年龄不大，但由于体态不好，整体感觉人不精神，探头严重。经现场探头调理、脊柱挺直后，展现挺拔身姿，重现职业女性风采。为巩固效果，要进一步做巩固动作。

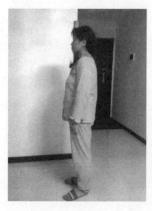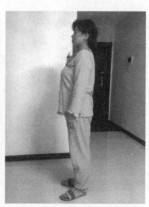

诊疗前　　　　　　　　　　诊疗后

案例 20

董某某，男，70岁，初诊时间2014年8月25日。受术者由于年龄、体重及体形（肚子大）的原因，探头、含胸、塌肩的问题比较严重，不仅体态不好，而且整体感觉很不精神，显得非常老态。经现场探头调理、脊柱挺直后，身体挺直、呼吸顺畅、人也显得年轻了许多。为巩固效果，要进一步做巩固动作。

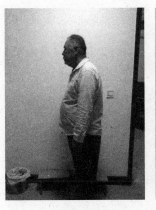 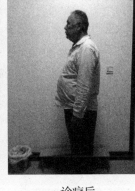

诊疗前　　　　　　　　　　诊疗后

案例 21

于某某，女，44岁，初诊时间2014年9月24日。受术者曾经从事过美容行业，对外貌、外形比较关注，不满意自己的体态，认为还不够挺拔。经现场探头调理、脊柱挺直后，展现挺拔身姿。为巩固效果，要进一步做巩固动作。

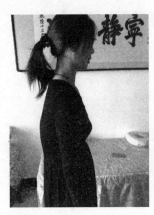 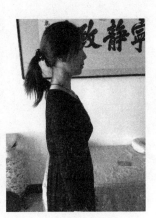

诊疗前　　　　　　　　　　诊疗后

阳光经筋双相调理法

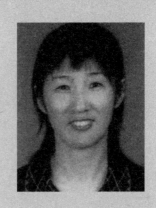

技术持有人鞠秀丽简介

鞠秀丽，女，1958年12月生，山东威海人，大学本科学历。

小学时，其母久病不愈，一位上海老中医为其母诊疗，以推拿手法为主，经过约一年半时间治愈，期间鞠秀丽不时请教，学习推拿手法及中医知识。

1997—2001年走访各地中医，学习推拿及中医知识。2001年9月成立"烟台巴依中医保健服务部"，开展阳光经筋双相调理服务；2004年6月，在总参医院第四门诊部开展阳光经筋双相调理服务活动；2005年7月，搬迁至总参医院第二门诊；2008年，与人力资源和社会保障部教育培训中心联合推广经筋双相调理法；2009年3月，与劳动和社会保障部培训中心签署培训合作，设立阳光经筋双相调理技术技能培训基地。2007年中国民间中医医药研究开发协会民间疗法研究专业委员会授予其"中国民间疗法特技人才"称号。2009年受聘为人力资源和社会保障部教育培训中心"保健养生指导师岗位培训项目"专家讲师，相关教材编委。

阳光经筋双相
调理法技术操作

一、阳光经筋双相调理法的特点

一般10天一个小疗程，3个小疗程为一个大疗程。

根据受术者的情况来确定具体的调理方案。

全身调整，重点调治。

所有病情诊断都是望、问、触、摸来诊断。

掌与掌根纯粹治疗是全身调理，根据体质与病情，重点调治，一般情况下是哪里有病症哪里重点调治。

二、阳光经筋双相调理推拿法技术操作

（一）基本手法

1.掌法

以手掌、掌根为主，配合一定的抓、拿。

2.综合法

以肘滚为主，配合掌、掌根，推、抓、拿、捏有机结合。

（二）具体操作

1.头颈部经筋推拿

（1）头部推拿

影响：头痛影响全身经筋正常运行。

患者症状：头疼，失眠，健忘。

推拿手法：患者平趴床上，头部放在床洞内，全身放松，尽可能配合施术者操作。施术者先从第二颈椎两旁的经筋开始，用肘细细滚动，逐步向头部顶端运行，每条经筋都要滚到位，直到整个头部经筋顺通发热，然后再点按百会穴（头顶处稍前一点）、四神聪（百会前后左右各1寸处）等相关穴位。

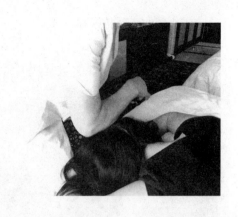

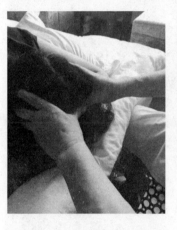
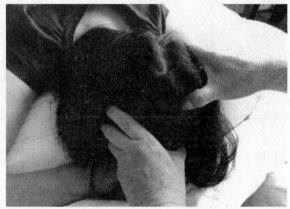

（2）调理偏头疼

推拿手法：让受术者俯卧在床上，施术者对其行十指干梳头。用右肘先滚后头正中线，再用左肘滚左半头，用右肘滚右半头。十指快速抓头，左右交替，放松、治疗头部。让受术者侧卧，用肘滚两腿胆经，最后点侠溪穴，以泄胆经之火，达到治疗胆经、头疼的效果。

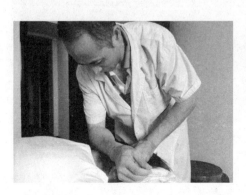
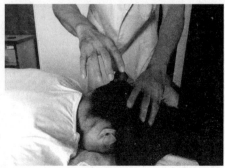

（3）其他头部推拿手法

①头部胀痛

受术者俯卧，施术者双掌从下向上，从左到右，依次向下用力推拿。

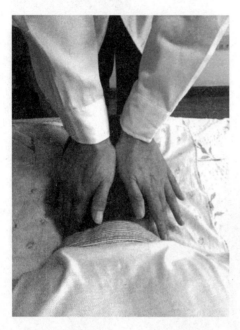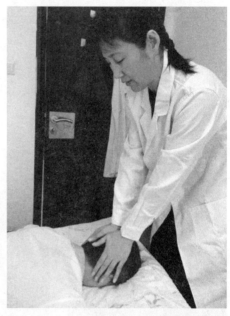

②偏头痛与睡眠不好

受术者侧卧，在头部耳垂根部侧面，施术者双掌由颈部到头顶推拿。

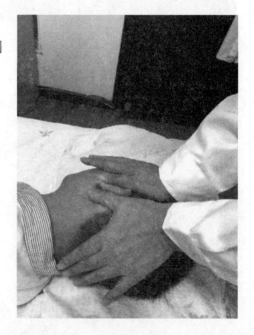

③头晕目眩

除以上两条手法，还可推按前额及面部。

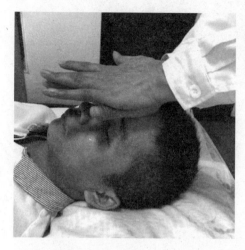 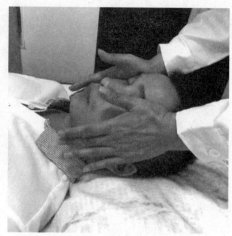

（4）脖颈经筋推拿

影响：脖颈前倾影响全身经筋的正常运行。

患者症状：胸闷气短、吞咽时嗓子似有物，转头不便，抬头费劲，全身运动不自如。

推拿手法：让受术者端坐在凳子上或趴在推拿床上，全身放松，特别是下颚微收且放松，施术者站于受术者身后或床边，拇指和食指顺着头后中心两侧起势，把经筋上的结抓、揉、捏开，脖子两侧用渗透力加柔和力，施术者绕患者整个脖颈转圈操作，直至整个脖颈经筋被化开，筋松骨归位，脖子自然直。

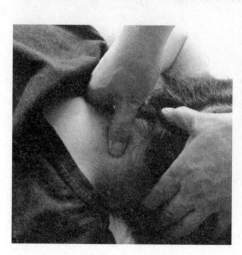 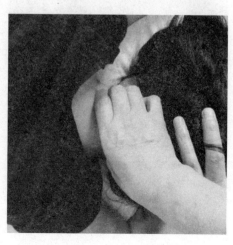

2.肩背部经筋推拿

（1）肩部

双掌及掌根推肩胛骨。

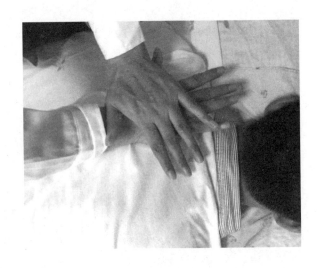

（2）背部

影响：腰痛、肝脏部位胀疼影响心脏及其他脏腑的正常运行。

患者症状：腰酸疼，腿发重，腹胀疼。

推拿手法：患者趴在床上，全身放松。施术者站在推拿床的一边，用平肘滚动脊柱两侧的膀胱经筋，必要时用肘尖拨开两条经筋，顺着经筋中心不断点压所有穴位，反复点按腰俞穴，也可循膀胱经筋拍打，生热化瘀。

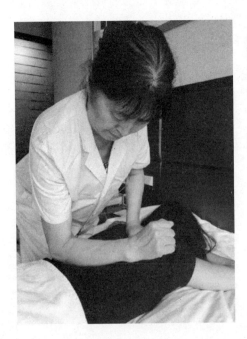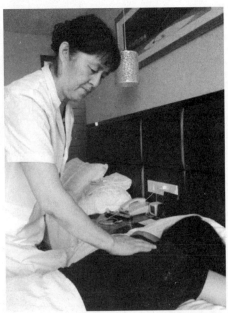

3. 胸部经筋推拿

影响： 弓背影响肺部呼吸，影响心脏部位的正常运行。

患者症状： 胸闷、咳嗽、全身难受，背发紧而弓，胸上内凹并聚结。

推拿手法： 受术者先趴在推拿床上，配合施术者，全身尽力放松。施术者将后背两条膀胱经筋用肘或掌推开。然后受术者仰卧，施术者先点膻中穴，再用掌心发气发力不断按揉胸部各条经筋，使胸部经筋结自然散开，胸部由刺疼到不疼并发热为止。

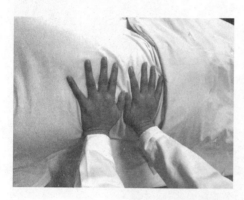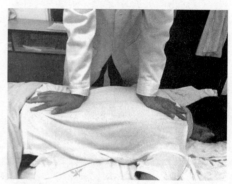
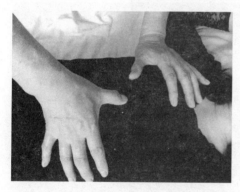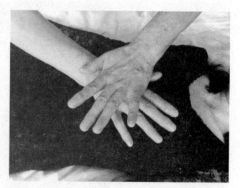

4. 腹部经筋推拿

影响： 小腹胀疼，影响心情，使其烦躁。

患者症状： 子宫瘤，鸭蛋大，腹部胀疼。

推拿手法： 受术者仰卧，全身放松配合施术者操作，施术者先把受术者四肢经筋拍通，化解经筋结。然后调理腹部，把腹内深处的每一条经筋抓、捏开后，再用拇指和食指推拿病灶，用念力、气力、柔力抓捏住病灶的中心点，把病结化开。

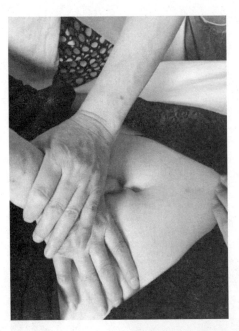
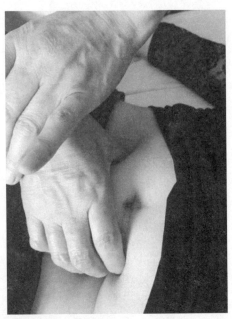

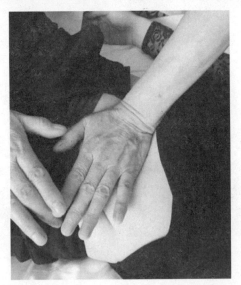

5.四肢经筋推拿

影响：不但影响四肢本身的顺通，还会影响脏腑的正常运行。

患者症状：四肢痛、麻、凉、胀、酸、痒等。

推拿手法：患者趴或仰卧在推拿床上，全身放松，施术者站在床的一边，用肘沿着足三阴、三阳、手三阳、三阴经筋不停地滚推，把其经筋结推拿开，气血活。不管是胳膊、腿上的问题，还是脏腑反射的问题，通过推拿都可以恢复正常。

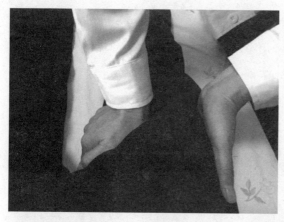
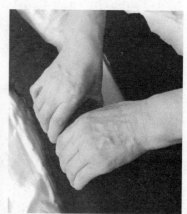
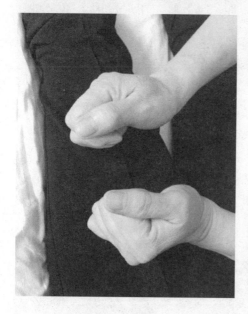
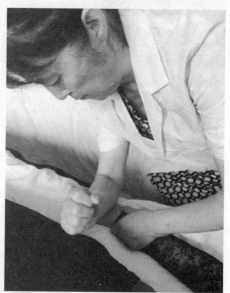

6. 大运动手法

（1）调理腰椎间盘突出（腰肌劳损、急性腰扭伤等，疗法大同小异）

①综合调理

受术者俯卧，掌揉腰椎、骶骨部位，掌揉腰肌及大腿后侧部位。肘滚腰肌、骶骨、腿后侧膀胱经。肘拨腰肌及腿后侧膀胱经。

点穴：肾俞、大肠俞、命门、腰阳关、环跳、承扶、殷门、委中、承山。

②扳腰椎

受术者右侧卧，右腿伸直，左腿弯曲，施术者用左肘压住受术者左肩，右肘压住受术者左髂骨，右手拇指压住受术者突出的腰椎部位，慢慢用力压到最大限度时，再用寸劲，将腰椎扳开，使突出的椎间盘回纳，椎间盘不压迫坐骨神经，腿就不麻不疼了。

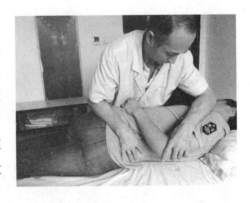

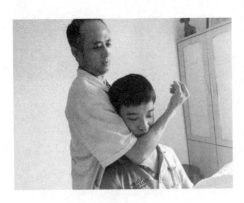

（2）调理颈椎病

受术者俯卧，拇指拨胸椎、颈椎棘上韧带，再拨颈部竖脊肌、肩胛提肌、冈上肌。用肘滚冈上肌、斜方肌、菱形肌。

拔伸颈椎：让受术者坐在凳子上，施术者站在受术者的后边，右肘夹住受术者的下巴，左手扶住后头，并靠在胸前，慢慢向上用力，当把颈椎拉到最大限度时，用寸劲拔伸颈椎。

（3）扳胸椎

受术者坐住，受术者双手交叉抱在头后，施术者右脚踩凳子，右膝顶住受术者的上部胸椎，施术者双手从受术者腋下伸上去，按住受术者的手腕部，相对用力，把胸椎扳开。

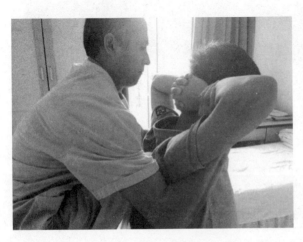

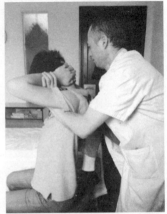

7.具体病症推拿

（1）"三高"

影响：血压高、血脂高、血糖高，会直接影响到头部、身体、四肢的健康。

患者症状：脑血栓、脑溢血，引起各种病态以及糖尿病。

推拿手法：施术者用抓法（气力）把受术者头部放松（左病抓右，右病抓左），抓后要补（搓热双手掌放在病灶处为补）。受术者先正面卧，后反面卧，躺平放松，施术者轻柔地通过肘、掌、指把患者全身前后、四肢、腹部的经筋结逐个推拿开，通过多次推拿，疏通经筋。对于糖尿病患者，施术者可以循经拍打全身经筋，抓胰腺，补脾、补肾（两掌搓热放在两肾上或脾区域）。

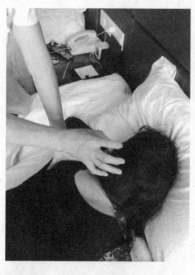
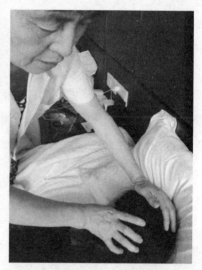
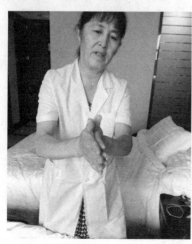
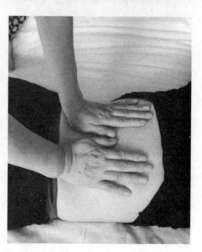

（2）下牙疼

先用抓法，抓牙疼部位，以破坏牙疼处的气场。大肠经入下齿中，用拇指拨大肠经，再用肘滚大肠经。最后点偏历穴，以泄大肠经之火，达到治疗牙疼的目的。

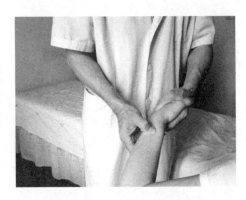

（3）落枕

患者症状： 晨起后即感一侧颈部疼痛，颈项僵滞，头常歪向患侧，不能自由旋转，转头视物时往往连同身体转动；疼痛可向肩部、项背部放射。

推拿手法： 受术者取坐位并放松，施术者站于受术者身后。用大拇指拨法，自颈根部沿督脉颈段及两侧颈夹脊线，上下往返操作3~5遍。

用拇指点按风池、风府、天宗、肩井、肩外俞等穴，再用掌根或两手指重叠按揉颈根部及肩胛带，使紧张的肌肉逐渐放松。

在患部沿肌肉纤维方向做擦法，摩肩、拍打、叩击肩部数次。

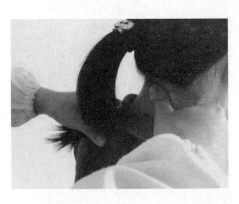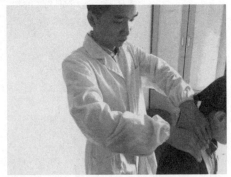

（4）肩周炎

患者症状： 初期感患肩经常性酸楚疼痛，局部怕冷，有僵滞感，日轻夜重。活动受限，肩部动作过大时则剧烈疼痛。疼痛可累及整个肩部，可向上臂及背部放散。

推拿手法： 受术者俯卧并放松，施术者站于患侧，一只手托起患侧手臂向后背起，另一只手用肘或掌滚揉肩胛部位。

按揉肩内陵、肩贞、乘风、天宗、肩井、曲池等穴。

在患侧肩关节至前臂做擦法、拍打、叩击，以深、透、热为宜。

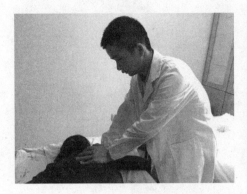
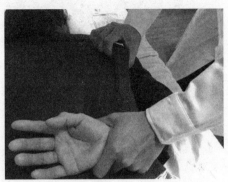
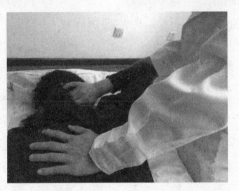

（5）便秘调理

患者症状：大便秘结不通或排便间隔时间延长，或虽有便意但排便困难。

手法：受术者俯卧，施术者站在一侧，先用摩法放松身体。用掌根疗法从大椎按到尾骨，再按两侧膀胱经。用肘滚一遍。再用大拇指点按脾俞、胃俞、肝俞、肾俞、大肠俞等穴。用手抓法把整个后背抓一遍。最后用拍打法结束，再继续调四肢部位。

受术者仰卧，以任脉为中心，用掌根先按压一遍。用大拇指点按中脘、天枢、关元、气海、合谷、足三里、丰隆等穴。大便秘结，排出不畅，腹中冷痛，加擦大椎，揉关元，擦小腹，揉三阴交等穴。用手掌按揉腹部一遍。拿两手交叉捏拿腹部。用抓法、擦法以温热为宜。最后，让患者做深呼吸9次。

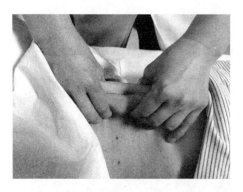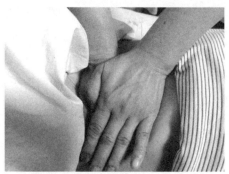

（6）尿失禁

患者症状：小便失禁或频数滴沥。

手法：受术者俯卧，以督脉为中心，用掌根先走督脉，再走两侧膀胱经，重点调膀胱经。用拇指拨后背膀胱经。肘滚后背1~2遍。用大拇指点按肾俞、膀胱俞、肝俞等穴。用手掌搓肾俞、命门，发热为度。用手抓法抓后背。最后拍打结束。

受术者仰卧，以任脉为中心，先用掌根调理法按压几遍。用抓法抓开返魂锁。返魂锁左右各一把，位于腋窝处，有前、中、后三关，前为腋窝的前壁肌（胸大肌），中为腋窝与手臂接壤处（相当于肱二头肌的上段，包括通过腋窝的神经组织），后为腋窝的后壁肌（背阔肌）。开返魂锁时，施术者侧向患者，取马步或丁字步，一手握住患者前臂部，使患者手臂成外展姿势，另一手在患者腋前、腋后、腋中分别用蝴蝶手法开锁，先拿总筋，再拿背筋，最后拿瘼筋。要拿到患者手臂有麻瘼感方才有效，否则，此锁仍未打开。用大拇指拨腹部。点按气海、关元、中极等穴，在点按时可有明显的感觉传至尿道。用手掌搓小腹数次。双手交叉捏拿腹部数次，以温热为度。用肘滚下肢一遍。用拇指点按下肢阳陵泉、三阴交、行间等穴。重点用手抓肾经。最后用拍打法结束。

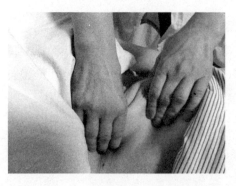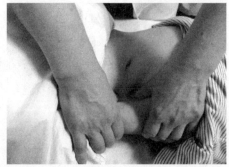

三、艾灸、刮痧、拔罐、火疗技术操作

1. 艾灸（调理痛经）

让受术者俯卧，掌揉腰骶部位。用肘滚腰骶部位。用肘拨腰肌，点八髎穴。

让受术者仰卧，掌揉小腹部。用拇指拨小腹部。双手擦小腹部，使之发热，祛寒。擦后用振颤法颤小腹部。

加艾条灸腰骶部及小腹部，足三里、三阴交等穴。

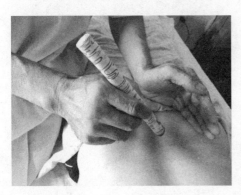 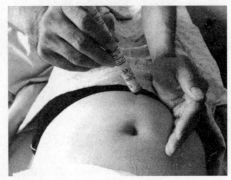

2. 刮痧（治疗肩关节周围类）

影响： 肩关节痛及活动受限。

患者症状： 上举或向后运动时疼痛，有时会钝痛，有时刀割样痛，夜间还有放射性疼痛。

刮痧方法： 刮痧，受术者俯卧床上，先刮大椎，再刮肩井，最后刮肩胛及肩。

刮痧的顺序： 大椎上下刮，肩井由内往外刮，肩胛及肩上下刮。

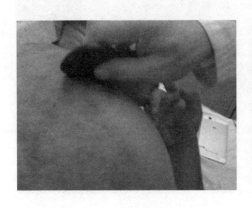 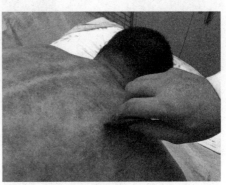

3.拔罐（调理失眠）

患者症状：多梦易醒，心悸健忘，神疲乏力，饮食无味，面色少华，肢体疲倦，头晕脑胀，精神不振。

准备：打火机1个、95%酒精、棉球棒，不同口径的陶瓷玻璃罐。

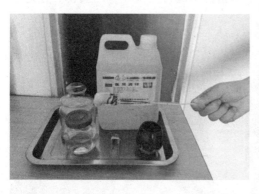 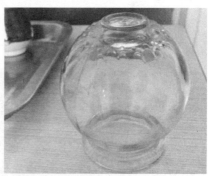

取穴：大椎、心俞、膈俞、肝俞、脾俞、肾俞等穴。

受术者俯卧位，找准穴位，选择大小适合的火罐，一手持夹有酒精棉球的镊子，一手持罐，将酒精棉点燃后伸入罐内旋转片刻，迅速将棉球取出，即可将罐拔于穴位上，先从大椎开始，到长强穴，再拔两侧膀胱经，根据所拔罐的负压大小及患者的皮肤情况，留罐10~15分钟，即可取下。

操作完毕，让受术者躺10分钟，喝杯温热水，避免受风寒，6个小时后可洗澡。

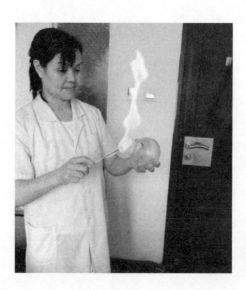 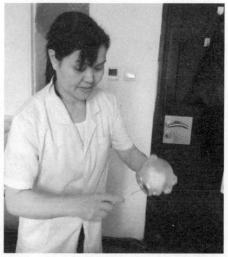

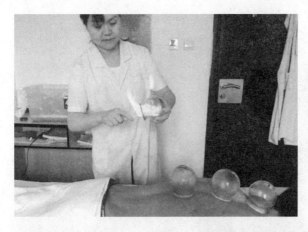
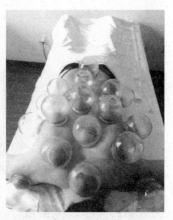

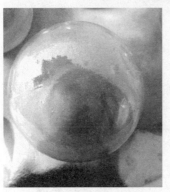
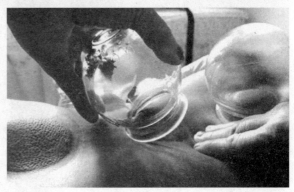

4. 火疗（风寒感冒调理）

患者症状：鼻塞声重、喷嚏流涕，或伴有咳嗽，咽痒或痛。恶寒怕冷，发热头痛，四肢酸痛。

准备：火疗毛巾8条，20毫升的注射器1个，50毫升的注射器2~3个，无毒保鲜膜，95%的医用酒精500毫升，打火机一个，热开水适量，火疗液，盛酒精的器皿一个。

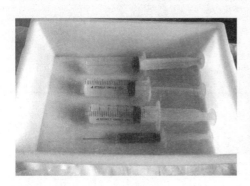
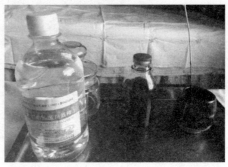

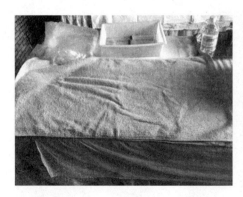
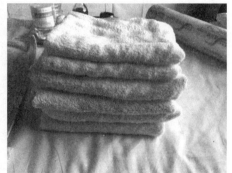

术前要求：将毛巾4条在热开水中半浸湿拧干水，备用。室温以26℃左右为宜。受术者须排空膀胱，暴露治疗部位。备饮用温开水。

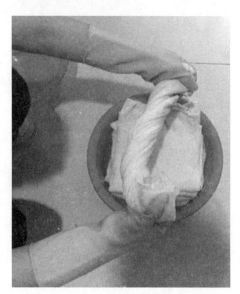

在腰背部铺好火疗毛巾3条，周围用干毛巾做好安全保护。

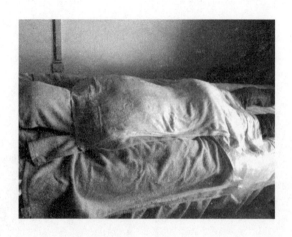

四种濒临消亡的中医特色诊疗技术

用50毫升的注射器抽取95%的医用酒精，由上而下或由里到外（顺时针走不要逆时针走），均匀喷洒在湿毛巾上，周围留取2~4厘米的余地。

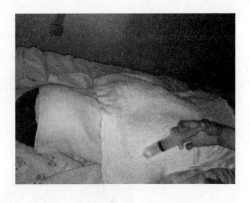

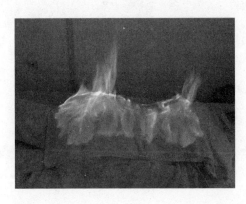

用打火机点火，保持40~60秒钟，观察火势及火苗颜色。

用扑火的毛巾将火扑灭，10秒钟后打开扑火毛巾点火，反复操作。

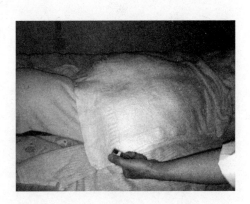

在颈部、肩膀部增加点火的次数及火疗的强度，使受术者的身体在短时间内增加很多热量，达到疏风解表、祛风散寒的效果。治疗时间大约20分钟。拿开火疗毛巾，将火疗液涂抹在施术部位，然后将保鲜膜覆盖其上，铺平包好。

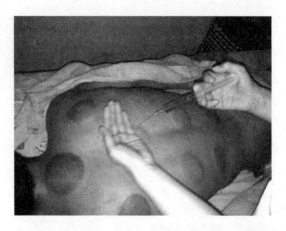

　　受术者仰卧，开始进行胸腹部的火疗。胸腹部的火疗操作与腰背部相同。火疗时间为15~20分钟，肺部为重点火疗区域。操作完毕后，受术者需卧床15~20分钟，并且要喝温开水。撤去保鲜膜后，穿好衣服，注意避风保暖，防止重复受寒，4~6小时后可洗澡。

　　注：刮痧拔罐后火疗效果佳。

实践案例

一、阳光经筋双相调理法典型案例

案例 1

王某某，男，72岁，初诊时间2014年4月10日。头痛，久坐后站起来头晕，头部后下方接近颈部有一大块硬块。多年前到医院做了硬块割除手术（鉴定疑似肿瘤），之后时有头晕现象，开始没感觉，随着年龄增加，工作劳累，常有发生。由于工作劳累过度，伏案时间过长，常年积累经筋不通，造成头部气血不畅。

调理过程：4月10日开始对患者全身推拿，重点在颈后上方大块进行推、抓；之后进行推拿、刮痧，疾病点重点处理。第1个疗程就感觉轻松。第2个疗程刮痧结束后，又进行全身调理，感觉更好一些。第3及第4个疗程加强巩固，感觉神清气顺。嘱患者学习保健操，每天练习。定期进行调理保养。

案例 2

张某某，男，55岁，初诊时间2013年4月5日。30多岁时就患上慢性肠胃炎、胆囊息肉、颈椎动脉硬化、偏头痛、右肋长期麻木，多项检查指标不正常，多种治疗无效。由于从小体弱，加上常年工作压力大，应酬太多，喝酒应酬使得右肋及颈部疾病加速发展，不好治疗。

调理过程：要求先戒酒，尽量减少工作压力。全身性的掌、肘等推拿2个大疗程。第3个月开始重点调理，病重处有了好转。经过一年调理后，去医院检查，结果息肉变小，健康指标正常。全身轻松，息肉小了，囊肿消失，偏头痛痊愈，肋痛消失。脑部与颈部不麻木了。嘱患者学习自我保健方法，例如"静坐"等，每星期做双相调理保健，改变生活方式、减轻工作压力等。

案例 3

周某某，男，60岁，初诊时间2008年3月26日。工作忙碌时，胸部不舒服，颈部也不好，腹大，走路缓慢。退休后突然感觉全身不太舒适，到医院检查有三高症状，各种治疗效果不是很明显。由于劳累过度，应酬过多，压力大造成。

调理过程：从2008年开始每个月调理10天，3个疗程过去，身体轻松很多；半年后颈椎及腹部恢复正常；一年后三高症状消失，人显得精神焕发。在治疗第3个疗程的过程中，全身疼，有反应，内在很舒适。半年后全身轻松。一年后有比原来年轻的感觉。嘱患者晚上少吃，适当锻炼，定期进行推拿调理。

案例 4

荣某某，男，55岁，初诊时间2011年8月10日。因劳累过度引起的头痛，胸部有燥热感，心脏有不适症状。由于长期劳累，工作压力大及应酬多，特殊紧张的环境使心理与身体超负荷。

调理过程：从2011年8月份开始进行全身性调理一个疗程。重点调头部与脚的大拇指，胸部与心脏部分。调理第一天就觉得身体有轻松感。2个疗程后，头痛等症状消失。又巩固一个疗程后，全身轻松愉悦。嘱患者静坐、走路，减少工作压力，不喝酒。

案例 5

董某某，男，55岁，初诊时间2013年5月28日。20多年咳嗽不止，触摸胸及后背、肩膀经筋结很多。多年治疗未见好转，有加重趋势。完全因劳累过度引起，胸与后背不通畅。

调理过程：全身性经筋疏通，双相掌胸疗法、掌根疗法，第一个小疗程患者说好了70%。之后除全身性调理，重点调后背与胸。调理后症状明显减轻。嘱患者减少工作量，多做推拿，保健养生与自我锻炼结合。

案例6

王某某，男，55岁，初诊时间2008年5月15日。多年肠胃不好，经常胃痛、腹胀，胃部及腹部有很多结。西医治疗效果不佳。由于长期出差，工作紧张，压力大及吃饭多年不规律造成。

调理过程：进行全身双向推拿（有好转）。第2个疗程重点调理腹部，治疗后感觉不胀。第3个疗程重点调胃，治疗后感觉不痛不胀。治疗后不适的症状全消失，全身轻松，恢复年轻感。嘱患者生活要规律，不能喝酒，减少工作量，加强锻炼。

案例7

高某某，男，48岁，初诊时间2008年2月28日。全身无力，睡觉喘气费力，嘴呼气、吸气（睡觉中）。多年来一直身体不太好，国内外都找人治疗过，没有明显改观。由于胸部有先天不足，触摸胸肋下凹很大。工作过忙，海内外奔波，劳累过度。先天与后天原因导致经筋不通，不畅。

调理过程：2008年初开始全身性治疗，每天治疗结束后睡眠质量明显改善。2个月后睡觉喘气平和一些，先天性胸部不足也有所好转，一年后全身轻松，平静。开始治疗后，睡眠时间延长。后来精气神明显改善，晚上休息胸闷感消失。一年后像健康人一样，先天不足也恢复了。嘱患者定期做保健养生调理，减少工作量。

案例8

赵某，男，50岁，初诊时间2011年8月10日。双腿疼痛，如果受风疼痛难忍。年轻时部队训练时受风，造成20多年一直疼痛，各种方法治疗效果不大，四季穿裤子必须加厚。由于年轻时受风寒，加上劳累压力，不只是腿，整个身体都僵硬了。腰与后背筋结很多。

调理过程：从8月份开始每个月最少调10天，全身调理，重点调腰与腿。第1个疗程后有所好转，9月份做腿部火疗与推拿，症状明显改善。第

3个疗程后，身体已经基本恢复正常。第1个疗程全身无力，但腿内在有舒适感。第2个疗程疼痛明显减轻了很多。第3个疗程结束腿不痛了，全身轻松。嘱患者多做保健及双相调理，最好每星期做一次。自我锻炼，减少工作压力。

案例9

侯某某，女，88岁，初诊时间2014年3月15日。综合性颈椎病，年龄较大，腹部突出，精神状态较好。由于年龄大，年轻时经历很多，属综合性病。腹部有较重问题。

调理过程：先重点调理颈椎，用揉、抓，3天时间，颈部症状消失。又调理了一个疗程，全身调整，腹部与身体轻松很多。在治疗过几次后，感觉痛感一次次地减轻，头部特别轻松。治疗结束后感觉自己年轻了很多。嘱患者自我锻炼与治疗结合。

案例10

尹某某，女，42岁，初诊时间2009年7月9日。体型偏胖，属于虚证，全身很多经筋结。用各种方法减肥都没成功。由于易生气，食量大，劳累，压力过度所致。

调理过程：每天2个推拿1个足疗调理，综合治疗半个月体重减轻10千克。第2次治疗半个月，体重减轻10千克。每一次调理过程中她都配合8天辟谷。感觉自己整个就像变了一个人。调理后，全身轻松，回到了二十多年前的样子。嘱患者放松心情，晚上少吃，吃素多一点，注意自我锻炼。

二、阳光经筋双相调理推拿手法案例

案例1

蒋某某，女，33岁，2007年4月20日。虚冷无力。精神提不起来，走路有气无力。属虚弱体质，整体粘连型，部分区域有类似肌筋膜炎症状，气血不足，吃饭不容易消化，甚至喝水后腹中长久有咣当声。由于长期上火，再加风寒邪气的侵入，胃中寒火并存，脸色发黄，嘴角发青。腹部子宫区域长期受凉发寒发育不太好。

调理过程：对全身经筋进行一次全面疏通并对治。手法以轻拍温推为主，防止虚脱。调理腹部和四肢，腹部深处的经筋粘连在后背处，没有弹性，要用手一点一点试着分开，让每条经筋舒展开，用搓热了的双手把胃肠内的寒气逼出，增加体内热量。四肢经筋是脏腑通道，把四肢经筋一条条舒通开，把结推开，整个身体就活跃起来。调理完毕，表现为全身开始发冷，逐渐从体内向外热，然后有排气现象，想睡觉，让患者睡足觉，醒后全身轻松并精神百倍。第一次推拿中全身发冷打战，推完后甜睡了一觉，起来后特别精神，身轻如燕，推拿几次后浑身特别有力，加上配合辟谷，推拿取得良好效果，气色好转。嘱患者少吃多餐，注意避凉避风寒，跪坐压腿，空心掌拍打全身。

案例 2

郑某某，男，50岁，初诊时间2008年7月26日。腰有点弓，走路有点跛，全身疼，不敢喘气。摔伤过多次，一次骑摩托车摔得最重，身体七八处摔伤，住院很长时间养伤。头部有缝合伤口，全身多处骨头变形；由于长期喝酒吸烟，肝脏不是很好；身体不适造成情绪低落。

调理过程：对全身经筋进行一次全面疏通并对治。凡受伤的地方，不通，经筋聚结，经筋长、短、松、紧不匀，造成摔位的骨不能归位，所以先正全身的经筋。用肘平推脊背，用力要迅速，稳，待受术者感到疼，就代表聚结已推开。前胸用掌平推，受术者的身体状况，不用力推不开，用巧劲反复推，开始疼得扛不住，推几遍后就会松软舒服。腹部胀疼处用手摸、揉，既要轻柔还要有韧力，把腹部的病气浊气分散开，让其向下通气。肝脏部位在肋骨外轻揉，按时不晃，直至肝脏部位的浊气排出来。骶骨部位用肘点按，要有渗透力，把紧绷着的经筋松开，然后把四肢上的经筋用空心掌拍开，推拿完毕，上下通气，全身松直。推拿时疼痛难忍，按摩结束后全身挺拔，疼痛消失，精神大振，连续推了几次后，感觉变得年轻，走路轻盈。嘱患者少喝酒，少吸烟或不吸烟，每天坚持做全身颤抖锻炼，坚持走路。

案例 3

丁某某，女，52岁，初诊时间2009年5月20日。全身多处都有胀痛、闷疼，腿胀疼迈不动步，肩膀疼胳膊抬不起来。由于工作原因长期出差，再加上搬货劳累，时间紧张，造成全身肌肉、筋、骨绷紧。而且出差吃饭不规律，造成脏腑功能受损。

调理过程：先调心，使其学会放松，配合治疗。沿着全身由轻入重拍击，把全身拍松拍热为止（空心掌）。待身体松软后再用肘平推脊背上的经筋结，用力要大、猛、稳。头部通过肘滚、拍等手法使其放松发热。把四肢上的经筋结用肘平推开，为脏腑走病气打开通道。把腹部深处的经筋结抓捏开，从肋外肝脏区域用掌推按（稳、渗透）。让肝脏区域的病气下行。推拿完毕后上下通气，脚底发麻，全身轻松。推拿过程中，痛、麻、酸、胀等感觉都很明显，推拿结束全身特别轻松，像放下一个重担，坚持一段时间推拿后，肩膀痛感消失，胳膊能举过头了。嘱患者有规律地工作，减轻压力。坚持每天跪坐压腿，把足三阳、三阴压通，拍打全身经筋。

案例 4

姜某某，男，70岁，初诊时间2012年5月1日。身体肥胖，前列腺肿大，颈部僵硬，长期感觉全身发紧、发胀，经医院检查找不出原因。由于久坐，应酬多，随着年龄的增长，所有问题都在由量变到质变，身体逐渐内硬外松，身体所有病症都开始增多结固。

调理过程：对全身经筋进行一次全面疏通。用手指把脖子前后左右的经筋结揉捏开，使其头脑清醒，然后把背部膀胱经经筋用肘平推开，让后背通畅，重点把腹部深处的经筋结用肘、掌、指推揉拿捏开，搓热双手反复在受术者腹部推拿，燃烧多余的脂肪，点按关元穴。用综合手法使脏腑通畅。推拿完毕后有凉、麻感，同时有向下排气现象。调理时酥麻凉胀痒，调理后感觉身轻如燕，连调理几次后感觉良好，一切症状消失。嘱患者年纪越大越要循序渐进勤锻炼。控制食量，尽量多吃素食。

案例 5

向某某，女，58岁，初诊时间2011年11月2日。经常胃疼，而且是突然之间说疼就疼，非常难受，医院检查却查不出病因。经常应酬饭局，患者特别喜欢吃寒性大的食物（如螃蟹一类），爱喝冰的酒等，夏天爱吹空调。

调理过程：对全身经筋进行一次全面疏通，把涌泉穴拍开，击打足三里。以腹部和腿部为重点，对腹部深处的粘连或经筋结密集处，用柔、稳劲把硬块或结推、捏、拿开，让散开的寒气病气向下走，再把腿部脾经和胃经用肘推开或拍打开，让长期隐藏在体内的寒邪病气通过涌泉排出，其作用散寒排毒。第一次全身调理有刺痛和凉麻感，脚底特别冷；连续调理几次后痛胀消失，胃部温热舒服，腿变轻松了。嘱患者不要偏食，不要因图一时爽快，造成终身麻烦。经常拍打全身，锻炼身体，坚持数年必有益处。

案例 6

李某某，女，52岁，初诊时间2000年6月5日。明显有点驼背，说话声音沙哑，感觉胸闷，直不起腰，浑身难受，到医院查不出病因，整个人看起来很疲惫。由于长期忙碌，得不到正常的休息，饮食没有规律，内火加外风邪，迫使肺和大肠堵塞。

调理过程：对全身经筋进行了一次全面疏通。先调理头部，大肠、小肠经要通过头部调理，拍百会（空心掌），点按四神聪、太阳穴、玉枕、风池、风府。整个头部从前至后轻拍几遍，立即让受术者头部轻松通畅。再调理胸部，点按膻中穴，整个胸部用掌拍，推按、捏力适度，使之由刺痛到不疼并发热。然后捏拿腹部，把手渗透到腹部内找到经筋，并依次把经筋结抓捏开，使病排出，上下通气。第1次调理有刺痛、冻、麻胀的感觉，调后全身轻松。第2次总体病散得快一些，但是浑身无力，爬不起来，像大病一场。紧接着再轻调一次，浑身马上有力。连调7次，喘气彻底舒服了，背也直了，心情愉悦。嘱患者要有规律性地工作，注意不生气、不上火。每天坚持拍打一遍全身。养成良好的饮食习惯，注意气候变化时保暖。

案例 7

邓某某，女，63岁，初诊时间2001年9月8日。全身有些虚肿，而且腰部不敢做大幅度动作，有时疼痛难忍。感觉身体沉重、累，腰经常疼，爱上火，爱生气，去医院查不出病因。由于长期工作紧张，久坐办公室，久坐伤肾，肾主骨，再加空调久吹，心情又急躁，妇科上有聚结，也影响到腰部。

调理过程：对全身经筋进行一次全面疏通，用肘、掌、指找到经筋结进行对治。调理膀胱经、腰和腰骶。把背上侧膀胱经筋上的结和穴位用肘推按开，使全身的腧穴畅通，把腰椎和骶椎上的粘连聚结用肘、手掌、指推按、捏拿开，点按三阴交。把涌泉穴拍打开，把腹部上的结依次捏拿开，推拿结束后腰部发热，上下通气，全身轻松。全身调理时刺痛难忍，松手马上轻松，调一次后就能挺直腰走路。连调后全身轻盈，心情愉快。任何病都与生气上火有关，气也能伤腰，嘱患者平静心态，经常加强身体锻炼，进行一些室外活动，多拍打全身。

案例 8

王某某，男，68岁，初诊时间2003年3月1日。肥胖，心脏、肝脏受到影响，有痛感。头痛，脖子出现明显结块，全身发紧。由于应酬多，血压高，心脏、肝脏等出现问题，脾气急，个性强，全身形成综合性病症。

调理过程：对全身经筋进行一次全面疏通。让患者在调理过程中配合减少大吃大喝。疏通身体通道（四肢），打开手三阴、三阳，足三阴、三阳经筋上的结。腹部、肝脏区域用掌、指不断地交替操作，把腹部深处的聚结处理掉，使患者病症明显改善。调理结束后上下通气，体重减轻，体质和精神有明显的变化，显得年轻有力，饮酒、饱食的习惯也改掉不少。嘱患者改变不良习惯。

案例 9

宋某某，男，57岁，初诊时间2003年5月10日。二十几年便秘，吃饭不长肉，年轻时吃多水果得了此毛病，全国各处大医院医治无效。由于胃肠功能受损，胃受寒，吃下东西得不到正常运转及消化，工作忙加上吃饭快，胃肠得不到静养。

调理过程：对全身经筋进行一次全面疏通，从而进行对治。推拿过程中动员受术者配合，少吃少喝或空腹治疗效果好。施术者搓热双手放在受术者的腹部祛寒湿，反复做几次，等受术者有舒服感后会主动配合治疗。先把受术者背脊两侧膀胱经上的腧穴打开，用肘平推点按胃俞、肠俞等穴，足三里、涌泉穴重点调理，重点腹部按摩，点按上、中、下脘，多补少泻。调理结束后腹部发热，感觉身体轻快很多。开始推拿全身疼痛，脚底发凉、发麻，大便次数反而增多，后来连做几次，胃部及全身发热，大便成形、顺畅，心情越来越好。嘱患者配合灸法治疗，少吃，吃温热饭，最好吃一阶段素食，吃饭要细嚼慢咽，养成良好的饮食习惯。

案例 10

王某某，女，69岁，初诊时间2001年10月10日。肥胖，背部僵硬，浑身笨重，走路累，全身发紧，到医院查不出病因。由于饮食不规律，饱饮饱食较多。长期吹冷风。久坐活动少。

调理过程：对全身经筋进行一次全面疏通。把腿（足三阴、三阳）、胳膊（手三阴、三阳）上的经筋结，用肘推开或用手拍、拿、捏开，使之气血通畅。背脊两旁膀胱经筋用肘平推开，点按膀胱经上的相关穴位，使之散瘀活血。腹部按摩既要渗透又要仔细，找出腹内深处的经筋结，通过推、抓、拿、捏使腹部松软，气血通畅。调理后上下通气，周身轻松。开始推拿感到刺痛（气血不通），几次推拿后感觉全身温热，背部轻松舒畅。嘱患者每天坚持跪坐半小时，拍打全身一遍。尽量少吹风或不吹风。养成良好的饮食习惯。

案例 11

邢某某，女，43岁，初诊时间2002年12月20日。头疼，停经多年，肥胖，全身僵硬。由受凉、受风、受寒，饱饮饱食，不爱活动所致。

调理过程：全身经筋进行一次全面疏通。先把腿上的阳经（胃、胆、膀胱经）推击开，用力拍打脚下涌泉穴，让多年积存的病气、寒气通过相应的通道走出体外，把腹部深处的经筋结推、捏开，头部也就轻松了，妇科内的病气、寒气结用掌、指推捏开，让月经恢复正常。全身由刺痛到不疼是一个过

阳光经筋双相调理法

程，治疗后头疼消失，头部温热轻松，月经恢复正常。嘱患者坚持每天室外活动锻炼，拍打全身。注意保暖避免风寒。吃饭七八分饱，多吃些素食。

案例 12

孙某某，女，57岁，初诊时间2003年3月25日。腹胀，腿重，浑身沉懒，全身不舒服，去医院查不出病因。现代病状，饱吃、喝酒没有节制，休息不正常，综合性病态。

调理过程：对全身经筋进行一次全面疏通并对治，采用肘、掌、手指等分别推、按、拍、捏、抓、拿等手法进行。受术者腹部结特别多，一定要用心力和柔力把粘连的经筋结一点一点、一个部位一个部位抓、捏开，让病气沿着一定的经筋渠道，通过涌泉排出。开始推拿有刺、疼、麻、凉、痒的感觉，推拿后立即感觉腹胀消失，全身轻松，想睡觉。嘱患者改变生活习惯，严格要求自己，注意休息。如有时间坚持每天循经拍打全身。

案例 13

齐某，女，42岁，初诊时间2004年5月20日。小腹胀疼，烦躁。经过西医确诊为子宫肌瘤，鸭蛋大。由内火、外凉寒郁结而成，月经期间着凉。

调理过程：对全身经筋进行一次全面疏通。把腹部轻揉开，然后将掌、指伸入腹部浅层找到所有经筋结，将其抓捏开，使腹部经筋顺通，然后直指病灶（瘤）。用手指上的气力、柔力抓捏住病灶的中心点（用心力）把瘤化开，松手病即散开。推拿完毕不但能上下通气，下身还会有异物排出。开始推拿全身有刺疼感，推拿完毕顿觉舒服轻松。经过几次推拿后去医院检查，肌瘤完全消失，彩超结果证明肿瘤彻底消失。嘱患者注意不要受寒受冻，特别是月经期间，更要注意别生气。每天坚持拍打全身经筋一遍。

案例 14

崔某某，女，64岁，初诊时间2010年6月10日。全身僵硬，不抗冷，两腿沉而且疼。病根是16岁那年，冬季不慎落入深水中，受冷后落下满身毛病。全身风寒湿症严重，影响正常工作，走路明显无力，工作忙碌时，患者心情就紧张。

调理过程：对全身经筋进行一次全面疏通并对治。先逼出寒气。通过用掌心循经拍打全身，让患者感到浑身发热，脚底发凉。用肘把各经筋（背部、腿、胳膊）硬结处推开，结合掌、指循经推、按、捏、拿，促使全身变松软。把腹部的病结寒结抓开。开始推拿全身非常疼，脚底发凉、发麻，甚至全身发冷。推拿后顿感全身从深处开始温热，舒服，站起来后全身轻松。嘱患者每天用手掌（空心掌）拍打全身一遍。注意保暖以防外风、湿邪侵入，经常喝稍热一点的水，让全身出汗。注意劳逸结合。

案例 15

孙某某，男，59岁，初诊时间2010年6月15日。身体虚胖，腹胀满突出，腹疼，腰疼，全身肿胀发沉。由于久坐伤肾，肾主骨，引起腰不舒服，应酬、喝酒较多易引起痛风。工作生活长期没有规律性，造成体虚。

调理过程：对全身经筋进行全面疏通并对治。先把身体胀、粘连的部位用肘平推开，用掌拍开。背脊膀胱经筋用肘推开，两腿两臂用肘推开，然后把腹部深处经筋结推、抓、捏开，腰底用肘尖点、按开，使全身通畅，恢复弹性。推拿完毕后上下通气，所有症状减轻或消失。第1次推拿全身有刺、麻、凉、疼等感觉，推拿完毕马上浑身轻松，所有症状减轻，疼痛消失。连推几次身体恢复到年轻状态。饭量自然减少，酒也不想多喝。身体明显越来越好。嘱患者不要饱饮饱食，尽量少喝或者不喝酒，改变生活规律，早晚出去散散步，如果有时间坚持每天拍打全身经筋。

案例 16

李某，女，56岁，初诊时间2007年8月16日。左耳后上方偏头痛，而且很厉害。由于疼痛部位在胆经上，属胆经气血不通所致。

调理过程：上病下治，局部取穴配合循经选取。全身推拿，重点调理头部胆经，最后点侠溪穴，以泄肝经之火，达到治疗胆经头疼的效果。推拿之后，头疼感明显减轻。调3次后头疼消失。嘱患者经常做干梳头动作，以通头部气血，防止头疼。

案例 17

王某某，女，41岁，初诊时间2007年7月20日。下牙疼。工作压力过大，而引起虚火上炎导致牙疼。

调理过程：上病下治，局部取穴配合循经选取。全身推拿，重点调理大肠经。大肠经入齿中，故重调之，最后点偏历穴，以泄大肠经之火。点偏历穴时，感到从偏历"嗖嗖"的一直麻到牙，一会儿牙就不疼了。嘱患者经常叩齿，以防牙疼。

案例 18

祖某某，男，43岁，初诊时间2007年10月8日。上大学时开始后头及眉棱骨疼，各种治疗方法都不见明显效果，而且每年5~10月疼得厉害，都是上午10点左右疼半小时，过后不疼。属时间性疾病，是太阴经、阳明经湿浊循经上扰所致。

调理过程：上病下治，局部取穴配合循经选取。全身推拿，重点调理脾、胃、膀胱经，最后点太白穴。因为"病时间时甚者，取之输"，即：有时间性发病或加重的病症，可以取"井、荥、输、经、合"穴中的输穴治疗。连续推了10次，后头及眉棱骨不疼了。嘱患者经常做干梳头，揉眼眶。

案例 19

严某某，男，44岁，初诊时间2009年7月4日。椎间盘突出，两腿发麻、疼，走路两腿不平衡。由于劳损、受凉、腰扭伤，时间长了导致腰椎间盘突出，突出的腰椎间盘压迫到坐骨神经，而导致两腿发麻、疼。

调理过程：全身推拿，重点调理腰腿膀胱经，最后用扳腰法，调理腰椎，回纳突出的椎间盘。连续推拿7次。俯卧，掌揉腰椎、骶骨部位，腰肌及大腿后侧，再用肘滚之。肘拨腰肌及腿后侧膀胱经。点肾俞、大肠俞、命门、腰阳关、环跳、承扶、殷门、委中、承山等穴。扳腰椎。推拿之后，腰椎疼麻感消失，走路恢复正常，腰腿轻松舒服。嘱患者做提肾功，揉肚子，用补气血的方子以补气血。

案例 20

洪某某，男，50岁，初诊时间2009年8月21日。闪腰岔气，左侧腰疼，不能转腰。8月21日中午搬东西闪腰所致。

调理过程：全身推拿，重点调理腰腿，点穴手三里治疗急性腰扭伤。一次调好，腰不疼了，也能转腰了，只是腰还有点酸胀、无力感。嘱患者做提肾功，经常敲打腰骶部，搬东西时用力不要过猛。

案例 21

周某某，女，45岁，初诊时间2009年11月22日。颈椎病，头晕，神经性头疼，腰肌劳损。由于长期伏案工作，劳损、受凉引起颈椎病，再导致头疼、头晕。

调理过程：全身推拿，重点调理头颈、腰。针对头疼、头晕，采取上病下治的原则，重捏脚趾，通过足疗反射区疗法，来达到治疗的效果。由于工作忙连续调了3次。推拿后头基本不晕不疼了，腰疼也有所缓解。嘱患者做提肾功，敲打腰，干梳头，辅助调理。

案例 22

曹某，女，42岁，初诊时间2010年1月18日。腰肌劳损，经期头晕，左腿疼，走路左腿短不平衡，气血虚弱。由于10年前左腿受过外伤，骨盆不正，引起腰疼。经期头疼。

调理过程：全身推拿，重点调理腰腿、脾胃，之后正骨，把偏歪的骨盆调整到正常位置，连续推拿10次，调理的过程中，配合十全大补汤以补充气血。气血足了，经期头不疼了，脸色红润，骨盆纠正后走路平衡，腰疼消失。嘱患者坚持揉肚子，做提肾功，干梳头，敲打腰。

案例 23

罗某，女，43岁，初诊时间2012年2月4日。失眠、盗汗、手脚凉、怕冷、心烦、气血双虚，有更年期反应症状。

调理过程：全身推拿加足疗，以头、脚、脾胃为重点调理，配合十全大补汤补气血，喝张仲景所创"甘草大枣汤"，调理失眠、盗汗。推拿加足疗连做3次。经推拿调理后，失眠、盗汗有所改善，手脚不像以前那样怕冷了，脸色也比以前红润。嘱患者做提肾功，揉肚子，干梳头，睡前用热水泡脚，适当运动。

案例 24

季某某，女，40岁，初诊时间2013年3月4日。肩部有僵硬感，易于疲劳，左侧手臂有放射性痛、麻，并伴有发沉、肢冷、无力、活动受限。由于颈椎过度运动或长期不良姿势，而造成椎旁软组织劳损，从而导致椎间盘退变。

调理过程：按摩大椎两侧消除肌痉挛。按摩颈夹脊线，自天柱穴至颈根穴连线，左右各一线。诊断时有酸楚胀痛感，按摩完毕后无酸胀痛感，颈部明显轻松，活动范围也随之增大。嘱患者低头位工作不宜太久，避免不正常的工作体位。治疗后注意保暖。

案例 25

袁某，女，40岁，初诊时间2012年9月3日。肥胖，失眠，偶尔出现偏头痛。长期作息时间不规律，因起居不慎，感受风、寒、湿、热之邪引致头疼。

调理过程：综合法打通经筋（以头部和腹部为重点）。连续治疗5次。第1次治疗后回家有嗜睡感，并且睡眠质量较好。日后身体逐渐变轻松，并有不吃不饿的感觉。嘱患者调整良好的作息规律，避免过度劳累。适当自我节食、断食或辟谷。

案例 26

吴某，女，34岁，初诊时间2015年4月25日。腹部有胀气，手脚发凉怕冷，脸色暗淡无光泽，精力也随之下降。由于长期劳累工作（加班熬夜）导致脏腑功能紊乱和失调，受风、寒、湿、热之邪。

调理过程：全面打通经筋，激发身体内在的能量。配合刮痧和火疗驱逐风寒湿热之外邪。第一次治疗后感觉身体疲惫、怕冷，为身体向外排出寒气的表现。5次调理过后，感觉身体明显轻松，手脚温度正常，腹部胀气症状均已消失。嘱患者注意作息规律，劳逸结合，注意保暖，适当的断食或辟谷。

案例 27

付某，女，45岁，初诊时间2012年10月9日。失眠，头晕目眩，口苦心烦，肥胖，有轻度脂肪肝。心脾两虚，常由累虚伤脾，心血不足，不能养心，以致心神不宁而失眠。因饮食失节而引起肥胖。

调理过程：受术者取俯卧位，在头两侧胆经循行部位及胃脘部依次用掌根或手指按揉。睡眠质量明显改善，其他症状也均已消失。一个大疗程后体重减了5千克，脂肪肝已愈。嘱患者注意作息规律，劳逸结合，勿暴饮暴食，适当的自我断食或辟谷。

案例 28

张某某，女，40岁，初诊时间2014年8月17日。晨起后感觉一侧颈部疼痛，颈项僵滞，不能自由旋转。疼痛可向肩部、背部放射。因身体亏虚，气血不足，循行不畅，筋肉舒缩活动失调。颈肩受风寒侵袭，致使气血凝滞，肌筋不舒，痹阻，僵凝疼痛而发病。

调理过程：自两侧肩胛带、颈根部、颈夹脊线用拨法拨开两侧紧张的肌肉，使之逐渐放松。在患部沿肌肉纤维方向做擦法、拍打、扣击肩背部数次。一个大疗程后颈项部疼痛、僵滞等症状均已消失，颈部功能活动恢复正常。嘱患者注意颈项部的保暖，科学用枕，积极进行颈部功能锻炼。

案例 29

郗某某，女，31岁，初诊时间2014年4月10日。周身关节疼痛，偏胖，肢体麻木，屈伸不便，面色纸白或萎黄，头晕，心悸，神倦疲惫。产后腰腿疼痛。因分娩时失血过多而导致产后气血两虚，筋脉失养，或产后瘀阻，气血运行失畅，或复感风寒湿邪，肌肤郁闭，因而诸痛随作。产时损伤或产后劳损亦可引起。

调理过程：首先运用全身推拿，打通与化解筋结，进而活其气血，通其经络。主要按、揉腰背部，点按腧穴，在疼痛部位阿是穴施搓热为度，点按肺俞、肝俞、脾俞、肾俞、大肠俞等穴。推拿四肢以温热为感，按揉下肢膀胱经，点按环跳、委中、承山、昆仑、阳陵泉、足三里、解溪穴等。调了5次后，配合辟谷疗法（因为产后血虚，不能刮痧），晚上少吃，经过一个小疗程（10天）调理，腰腿痛渐渐消失，体重从65千克减到56千克。脸色红润，身体轻松。在调理过程中，前几次有些痛苦，调几次后疼痛减轻，身体已慢慢恢复，感觉全身轻松。嘱患者要有正确的生活规律，少吃油腻食物，不要受寒，注意保暖。每天自己搓腰部发热为度，拍打四肢，适当做些运动。

案例 30

任某某，女，50岁，初诊时间2014年7月5日。全身浮肿、偏胖、肾虚、甲状腺功能减退、全身无力、失眠、心悸等症状。由于饮食不节，情志失调，过食甘肥厚腻食物，生活不规律所致。火热帜盛，消耗肺胃阴津，或阴虚火旺，上蒸肺胃，逐渐肾虚。

调理过程：配合刮痧、火疗，通过1个小疗程（10天）调理后，身体一天比一天轻松，有些病症也随之而解，浮肿也消失，体重75千克减到65千克。一个小疗程完毕后去医院复诊，甲状腺功能减退也好了，身体基本恢复正常。在调理过程中，前几次有些疼痛，过几天后疼痛减轻，身体也变得轻松了。嘱患者要有正确的生活方式，饮食清淡，少吃油腻的食物，晚上少吃。每天晚上自己揉肚子，做深呼吸9次。适当地多做运动。

案例 31

马某某，女，58岁，初诊时间2014年10月8日。肩颈僵硬，左手麻木，头晕，腰痛压迫坐骨神经痛，转动屈伸不利，活动受限，动则剧痛。腰肌劳损，肩颈受寒。因风寒湿热等外邪侵袭于肩颈、腰部，痹阻于经脉，不能濡养经脉，过度弯腰负重，屈伸过频，日久导致劳倦虚损，气血不和，瘀阻经脉而致腰肌劳损。

调理过程：全身推拿，用双手和心力实行不同手法打通与化解筋结，活其气血，通其经络，主要调理后背膀胱经，提拿腰背肌，点按肾俞、大肠俞、膀胱俞、委中，提拿足三阴、足三阳经。配合脊柱两侧、肩颈、腰椎两侧及膝弯区刮痧。通过2个小疗程（20天）的治疗，以上症状恢复正常，全身轻松。在治疗中虽然有些痛，但调理后特别轻松，效果特别好。嘱患者保持正确坐姿和睡姿，不要老侧一边睡。在调理中不能做过度运动，多休息，少弯腰。自己每天搓肾俞、命门穴，活动肩颈，用力搓大椎穴。不能受风寒，注意保暖。

三、艾灸案例

案例 1

孙某某，女，38岁，初诊时间2009年6月30日。颈椎病、腰肌劳损、痛经。由于劳损受凉、内分泌失调，气血虚弱。

调理过程：全身推拿，重点调理颈肩、腰、腹。连续推拿10次。针对痛经，外加艾灸祛寒，重点灸小肚子、腰骶部位及足三里、三阴交穴位。灸腰肚时，受术者感觉到脚心发热，有凉气往外走。连灸3次，艾灸时出现热敏感效应，效果很好。推拿后颈椎、腰部疼痛消失，而且很轻松。艾灸后痛经好转，停止用暖宝宝，睡觉舒服了。嘱患者每天都做提肾功，晚上揉肚子，配合双相推拿调理。用补气血方和中药食品补充气血。

案例 2

韩某某，女，33岁，初诊时间2009年7月10日。左肩肩胛骨内侧疼，不能向左侧转头。由于晚上睡觉吹空调造成了落枕。

调理过程：全身推拿，重点调理颈肩，加上艾灸祛风散寒。头能向左转了，疼痛减轻一大半，还略微有点疼。嘱患者晚上睡觉把空调关掉。经常揉肚子，做提肾功。

四、刮痧案例

案例 1

杨某，女，34岁，初诊时间2013年8月19日。脸色苍白，精神不好，月

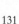

经不调，小腿肿胀，下半身气血不通，就像用绳索捆住一样。

调理过程：刮痧，足三阴、足三阳的经筋全部刮一遍，出痧很多，有斑点痧、黑痧、垒块等。刮痧后脸色红润，月经恢复正常，身体轻松，精神愉快。

案例 2

杨某某，男，50岁，初诊时间2012年5月12日。左小腿不舒服，感觉有凉风往里吹。由于左小腿受寒所致。

调理过程：在左小腿膝盖以下整体刮痧，当时刮得小腿出现黑痧，垒块也很多，当晚受术者出了很多汗。调理后左小腿往里吹凉风的感受没有了，也轻松多了。

案例 3

连某某，女，50岁，初诊时间2011年12月12日。骑自行车时不慎摔倒，当时没事儿，后来开始右膝肿痛，走路困难，到医院检查，医生说膝关节有碎块，需要手术治疗。由于经筋不通、气血不通所致。

调理过程：第一次刮痧刮脾胃经筋和膀胱肾经筋，出现黑痧，刮完下地行走可不用拐杖，痧消后，又刮了2次，身体已经基本正常，现在行走自如。嘱患者刮痧调理后身体轻松，行走自如。

案例 4

胡某某，女，22岁，初诊时间2014年7月7日。行经或前后少腹疼痛或伴有腹部和乳房胀痛，多数痛在经前。

调理过程：全身推拿，打通化解其身体内的筋结，通其经络，重点调肚子，点按三焦俞、膻中、章门、血海、太冲、大椎、三阴交、关元、脾俞、肾俞等穴。同时配合刮痧疗法，先刮脊柱两侧（从大椎穴至尾椎），再刮脊柱两侧膀胱经，重点刮腰骶椎，刮至出现痧痕为止，再刮脐区、下腹部、腹股沟区及膝弯区。复诊经期正常，来经也不痛了，手脚都不凉了。治疗后来经无腹痛症状。嘱患者经期不能受凉，注意保暖，不能吃生冷食物，经后自己晚上揉肚子。

五、拔罐案例

案例 1

倪某某，女，43岁，初诊时间2014年5月26日。受凉后有点感冒，肩背僵硬，酸疼。肩背僵硬、酸疼是由于长时间的劳损、受凉引起的，感冒后症状会加重。

调理过程：让受术者脱下上衣俯卧在床，在肩背涂上刮痧油，先用一个玻璃罐拔在大椎上，双手扶罐底自上而下，再自下而上慢慢行走，再走两侧膀胱经，再走两肩。走罐之后，再在大椎、至阳、脊中、风门、肺俞、心俞、肝俞等穴位拔上罐子，留罐15分钟左右。取罐后，两肩胛部位都是暗紫色痧。通过走罐、拔罐，排出体内的风、寒、湿毒，缓解感冒症状，减轻肩背僵硬、酸疼。调理后肩背僵硬、酸疼减轻，感冒症状缓解。嘱患者做提肾功，揉肚子，以增强抵御风寒的能力。注意保暖，避免风寒侵蚀。适当运动，增强体质。

阳光经筋双相调理法

案例 2

乔某某，男，52岁，初诊时间2014年7月5日。头颈、肩膀麻木疼痛，肢体酸软无力，病变累及颈动脉及交感神经，出现头痛、头晕、心慌、失眠等症状。风寒湿邪外侵，经脉痹阻、不通，筋骨不利而致病。饮食不节，工作紧张、压力大，受工作环境的影响，经常在空调下，身体虚弱，肾虚精亏，气血不足或气滞痰浊。

调理过程：首先按揉肩背，以掌揉、捏、弹、拨手法放松颈肩肌群，以按揉手法在压痛点镇痛1分钟，使痉挛的肌肉进一步放松后，以旋转手法纠正颈椎及小关节的微小移动，再用掌根疏通督脉、两侧的膀胱经，最后以拍打肩背部结束。配合走罐疗法，重点在脊椎两侧、肩上区、颈椎4~7节与胸椎1~5节及其两侧。在治疗期间有些痛苦，走完罐后，颈椎、肩背都不痛了，睡眠也好了，感觉特别轻松。嘱患者保持正确睡姿，枕头不要过高或过低，过软或过硬，不要总侧一边睡。在室内少吹空调，注意保暖，尽量别受风寒。饮食清淡，睡前别进食，少吃油腻和甜食。每天自己做一些颈椎后仰运动，促进血液循环。晚上自己揉肚子，做深呼吸9次，促进消化。

六、火疗案例

案例 1

彭某某，男，33岁，初诊时间2014年12月25日。身体发冷，不出汗，全身肌肉酸疼，鼻塞，流清鼻涕。由于吹空调时间过长，空调温度过低（19℃），精神萎靡不振，明显是受风寒感冒症状。

调理过程：先刮痧，对颈椎及两侧刮痧，包括风池穴、风府穴，对肩部斜方肌、背部膀胱经、督脉进行刮痧。有筋结的区域、背部肺部区域、胳膊与肺筋、大肠筋、胸部的肺区进行刮痧。在背部、腰部、胸腹部进行火疗，重点在阳性反应区。按照操作规范和操作规程的要求施术，泄为主。调理后鼻部透气，全身酸痛感消失，精神焕发。嘱患者避风保暖。短期内减少吹空调的时间及频率。配合服用感冒冲剂，效果更佳。

案例 2

刘某，女，33岁，初诊时间2015年3月30日。连续15天没睡觉，精神高度紧张，肝火旺盛，脚很凉，寒气重。

调理过程：第1个疗程通过全身推拿打通全身经筋，着重刺激睡眠区。第2天睡眠质量明显改善。第2个疗程以全身推拿为主，辅以刮痧、火疗、足疗并且辟谷3天。进一步打通全身的经筋，进行深度调理、排毒。第3个疗程以补肾气为主，巩固疗效。调理后睡眠完全正常，精力充沛，脚变温热。嘱患者改变不正确的生活规律及生活态度，做好自我保健养生。

案例 3

范某，女，44岁，初诊时间2012年12月6日。手脚凉，怕冷，有黑眼圈，说明肝肾气不足，体形较瘦，说明肠胃的吸收功能差。

调理过程：第1个小疗程，全身推拿辅以火疗，打通全身的经筋，增加阳气。第2个小疗程，全身推拿辅以刮痧、火疗、足疗，同时调理饮食3天，调理脾胃功能，提高身体的吸收与排出功能。第3个小疗程，每天一次全身推拿，补肾气，巩固疗效。调理后黑眼圈消失了，脾胃功能改善了很多，手脚变得温热，精力也比之前充沛。嘱患者养成良好的生活习惯，注意劳逸结合。做好自我保健养生。配合中药、针灸调理身体。

四种濒临消亡的中医特色诊疗技术

附 录

民间中医药是中医继承和创新的源头

中国中医药报 2015年10月23日
作者：刘剑锋

中国中医科学院首席研究员屠呦呦获得2015年度诺贝尔生物学或医学奖，这是中医药送给世界人民的礼物，是中国传统医药获得世界认可的重要标志，也是民间中医药发展的重要推动力。

民间中医药启迪诺奖创新

屠呦呦研究员的研究成果在遇到困难的时候，受东晋葛洪《肘后备急方》里的"又方青蒿一握以水二升渍绞取汁尽服之"17个字启发，其中记述的"绞汁"方法不同于传统中药"水煎"的方法，她由此领悟到"水煎"之法可能会因为高温破坏青蒿中的有效成分。据此，她"改用低沸点溶剂，果然药效明显提高"。经过反复试验，最终分离获得的第191号青蒿提取物样品，显示出对疟原虫100％抑制率的令人惊喜的结果，经过后续的系列研究，最终让全球每年几百万人受益。

我们来看下《肘后备急方》及其作者的情况：葛洪（公元284—364年）为东晋道教学者、著名炼丹家、医药学家。字稚川，自号抱朴子，汉族，晋丹阳郡句容（今江苏句容县）人。三国方士葛玄之侄孙，世称小仙翁。他曾受封为关内侯，后隐居罗浮山炼丹。著有《肘后方》《抱朴子》等。

葛洪本身是道士出身，精晓医学和药物学，主张道士兼修医术。"古之初为道者，莫不兼修医术，以救近祸焉"，认为修道者如不兼习医术，一旦"病痛及己"，便"无以攻疗"，不仅不能长生成仙，甚至连自己的性命也难保住。

《肘后备急方》8卷，70篇，书名的意思是可以常常备在肘后（带在身边）的应急书，是应当随身常备的实用书籍，是从原著《玉函方》（共100卷）中，摘录出其中8卷，供急救医疗，主要由实用有效的单验方及简要手法、灸法等汇编而成。

《肘后备急方》中收载了多种疾病，其中有很多是珍贵的医学资料。这部书上描写的天花症状，以及其中对于天花的危险性、传染性的描述，都是世界上最早的记载，而且描述得十分精确。书中还提到了结核病的主要症状，并提出了结核病"死后复传及旁人"的特性，还涉及了肠结核、骨关节结核等多种疾病，可以说其论述的完备性并不亚于现代医学。书中还记载了被疯狗咬过后用疯狗的脑子涂在伤口上治疗的方法，该方法比狂犬疫苗的使用更快捷，而且有效，从道理上讲，也是惊人的相似。另外，对于流行病、传染病，书中更是提出了"疠气"的概念，认为这绝不是所谓的鬼神作祟，这种科学的认识方法在当今来讲，也是十分有见地的。书中对于恙虫病、疥虫病之类的寄生虫病的描述，也是世界医学史上出现时间最早，叙述最准确的。

葛洪及其著作从现在来看，都属民间中医药范畴。民间中医药是指中医药"非官方"的部分，一切非官方的中医药相关人员，非官方设立的中医药机构（包括医疗、科研、临床、产业、文化等中医药机构），没有被官方承认、推广、使用的中医药技术，均属民间中医药范畴。以师承、家传、自学或久病成医等中医传统模式学习中医，能够运用中医传统技术服务于人类健康的公民，称为民间中医。从身份来看，葛洪是一个道士，研究医药主要目的为了修道，自然属民间中医的范畴。其《肘后备急方》所载内容，不是以官方推荐使用的《伤寒论》的经方为内容，而是以单方验方为主，技术内容也是民间中医药范畴。

由此个例来看，民间中医药是诺贝尔奖创新的源头。

民间中医药是中医发展土壤

国际上另一个公认度较高的砒霜的提取物三氧化二砷治疗急性粒细胞性白血病也是来自于民间的实践，被认为是奠基人的张亭栋教授于2015年9月获得了"求是杰出科学家奖"。

其经过是这样，最早在20世纪60—70年代开展"巡回医疗"工作中，哈尔滨医科大学第一附属医院的药师韩太云从姓刘的民间中医得知用砒霜、轻粉（氯化亚汞）和蟾酥等治疗淋巴结核和癌症的民间验方。1971年3月，韩太云将它们改制成水针剂，称"713"或"癌灵"注射液，通过肌内注射，对某些肿瘤病例见效，曾在当地风行一时，但因毒性太大而放弃。

哈尔滨医科大学附属第一医院中医科的张亭栋与韩太云合作继续此项研究工作。1972年后，张亭栋等人一方面主要集中做白血病，而不是无选择地应用于很多疾病，另一方面他们分别检测"癌灵"的组分，发现只要有砒霜就有效，而轻粉带来肾脏毒性、蟾酥带来升高血压的副作用，后两者无治疗作用。

不仅是国际上公认度较高的两个成果来自民间中医，现代中医被公认的成果也大多来自于民间中医药，如云南白药、三九胃泰、季德胜蛇药、小夹板固定治疗骨折、手法腰椎间盘复位、黄氏医圈、气色形态手诊乃至王老吉凉茶等等，都是弘扬民间医药所取得的成果。近现代的中医教育当初完全是政府从民间遴选优秀的中医来举办大学，带博士；首批的30位国医大师，全部有民间中医的经历，80％以上为师徒或家传培养，而非现代的中医院校教育。

现代中医药是在不断汲取民间中医药滋养的过程中成熟发展起来的。中医的历史也几乎是民间中医药的发展史，神农尝百草日遇七十毒，是对中医中药来自民间实践的形象写照。历史上闻名遐迩、流传至今的医学大家，如扁鹊、华佗、张仲景、孙思邈、李时珍以及温病学派代表人物叶桂等无一不是来自于民间，成才于民间的。

历代著名医书也大多非官方修撰，经方鼻祖、医圣张仲景，10岁左右时，拜同郡医生张伯祖为师，学习医术。他除了"勤求古训"，还"博采众方"，广泛搜集古今治病的有效方药，民间验方也尽力搜集。他对民间喜用针刺、灸烙、温熨、药摩、坐药、洗浴、润导、浸足、灌耳、吹耳、舌下含药等多种具体治法都一一加以研究，广集资料。经过几十年的奋斗，张仲景收集了大量资料，包括他个人在临床实践中的经验，写出了《伤寒杂病论》十六卷（又名《伤寒卒病论》）。这部著作在公元205年左右写成，起初也仅在江南民间医生中流传，而非官方医药局。到了晋代，御医王叔和加以整理。到了宋代，经过皇家翰林学士的校检，逐渐分为《伤寒论》和《金匮要略》二书，使张仲景的学说更具系统性、逻辑性，著作才开始上官方医药局，并流传到邻国日本和朝鲜。历经金、元、明、清诸医家的实践和勘误，使张仲景的理论和药方与辨证论证变化更具临床操作性和精确性，从而使张仲景的药方成为后世学习中医的必读，逐渐成为中医主流"经方"。

显然，医圣是以师承这一中医几千年的传承方式进行学习，著作内容广泛收集采纳了民间的实践，其著作也是先在民间流传，由民间到官方，经方来自民间。医圣本人，显然是以师承为主要学习形式的民间中医。

药王孙思邈，公元581年出生于一个贫穷农民的家庭。他从小就聪明过人，受到老师的器重，长大后开始爱好道家学说。由于当时社会动乱，孙思邈隐居陕西境内的秦岭太白山中，并渐渐获得了很高的声名。当时的朝廷下令征孙思邈为国子监博士，被他拒绝了。孙思邈在太白山研究道教经典，探索养生术，同时也博览众家医书，研究古人医疗方剂。为了解中草药的特性，他走遍了深山老林，还很重视民间的医疗经验，不断积累走访，及时记录下来，终于完成了他的不朽著作《千金要方》。

从以上事实不难看出：中医药来自民间，民间的实践是中医药产生、发展、壮大的土壤，这是一个基本的事实和规律。我们今天要想很好的发展中医药事业，干好中医药工作，无论是继承还是创新，都不能忽视民间中医药这一中医药的源头，应当正本清源，认识到民间中医药的重要性，重视民间中医药工作。

民间特色诊疗技术应被充分挖掘

中国中医药报 2015年10月26日
作者：刘剑锋

国务院今年连续下发了两个有关中医药的文件《中医药健康服务发展规划（2015－2020年）》和《中药材保护和发展规划（2015－2020年）》。由此可见，国家和社会对中医寄予厚望，在《中医药健康服务发展规划（2015－2020年）》中明确指出"中医药健康服务主要包括中医药养生、保健、医疗、康复服务，涉及健康养老、中医药文化、健康旅游等相关服务"。

随着医学重心的前移，治疗向预防转变；人们健康意识的提高，老龄化社会的到来，现代医学引起的医源性和药源性疾病的增多，传统上以医疗和康复为主要内容的基本医疗服务，已经不能满足社会需求。

中医在此领域有明显优势，在国家中医药管理局立项支持下，于2009年立项："10种中医养生保健技术操作规范"由我担任课题组长，并于2010年发布实施，之后又发布了8个，这些标准主要以中医非药物诊疗方法为主，主要包括拔罐、刮痧、气色形态手诊、头肩背手足不同部位的保健按摩、足浴、药浴、藏药浴、艾灸等，这些标准的颁布一定程度上满足了社会需求，提升了中医药在养生保健领域的服务能力。但面对强大的社会需求，仍是杯水车薪。

民间中医药能更好满足社会需求

中国的传统医学，简称中医，从技术层面主要由三个部分组成：一是以四大经典、辨证论治、理法方药为主的体系，一直是中医历史和现在的"主流"体系，在我国目前政府举办的医疗、教育、科研、产业、文化等机构中占有主导地位；二是民间中医药，不以经典为依据或不在中医经典理论指导下，以自身生产、生活实践为基础，以单方、验方、独特手法以及相应器具为主，对应病或症状，往往不辨证论治，疗效确切，常常让人称奇；三是民族医学，中国其他55个兄弟民族大多有自己的传统医学，各有理论和方法，丰富多彩，为维护本民族的健康做出了贡献。从民间中医药概念来看，民族医学除藏、蒙、维等医学外，其余属民间医学范畴。

新中国成立60多年来，一方面国家对中医前所未有的重视，成立了副部级的国家中医药管理局，建立了大学、研究院，每县都有中医和民族医院；另一方面，从技术层面看，望、闻、问、切，形成的事实是：百姓看病先伸手摸脉。治疗有导引、按蹻（右半部乔应为乔）、针灸、药物，药物内服外用，内服40多种剂型，几乎只有汤药，从传统中医技术层面已经是本末倒置，传统第四位，现在第一位，服务内容单一。

随着医学关口的前移，"治未病"理念被越来越多的人认可，人们对健康需求，特别是养生养老需求的提高，单纯依靠传统主流辨证论治、理法方药体系的中医药的服务能力远远不够。现在的情况是：辨证论治，服务内容单一，原有的简、便、廉、验优势与现代西医西药相比，变得不明显。造就了现在中医服务能力的下降，甚至在各大中医院中，尤其是中医病房中，"中医"的比重明显下降，辨证论治体系不能满足社会需求。

打造大中医健康服务业，关键是技术和供给。因为现有技术和服务不能满足社会需求，这也是导致相信中医的公众70％以上，而使用中医的不到20％，首选中医更少的主要原因之一。在此情况下，中医路在何方呢？这其中仍有成功的经验可以借鉴：中医的技术资源，民间有着丰富多彩的中医特色诊疗技术，我们熟悉的小夹板固定、手法腰椎间盘复位等方法，极大地增强了中医的竞争力和服务能力。

由于生活形态的变化，颈、肩、腰、腿疼痛，疲劳、睡眠不好等人数众多，这些人大多希望寻求更好的安全、有效、舒适的非药物方法。面对社会需求，提升中医药服务能力，挖掘符合社会需求的中医技术，可以到民间、民族医药中去找寻有特色的中医特色诊疗技术。

特色诊疗技术让中医药具备更强大服务能力

中医特色诊疗技术是中医生存和发展的基础，广义的中医特色诊疗技术是指中医本身具有的，与现代西医学有明显区别的，带有自身特点的中医诊断和治疗技术。如中医的脉诊，可以诊断许多疾病，西医摸脉用来看心跳次数；中医正骨通过手法复位，痛苦少，费用低，患者生活质量高，这些特色诊疗技术显然是中医与现代医学有明显区别的特殊技术，是中医核心竞争力的主要体现。

狭义的中医特色诊疗技术是相对中医主流辨证论治体系有明显区别的诊断和治疗技术，或者说现在教科书上没有使用的诊断和治疗技术，主要包括：特殊的非药物诊断和治疗方法，单方、验方以及药物外治疗法等。这些技术是根植于丰富的中华文化（包括各民族文化）的土壤中，以人的实践体验为基础的特色技术。如耳诊、手诊、现代脉诊、脊背罐诊等，经典没有记载，实践证明有较大诊断价值，如耳诊、手诊、现代脉诊，可以快速、准确诊断出疾病，大大提高了中医的服务能力和竞争力；还有很多特殊典籍和教科书上没有的针刺、艾灸、拔罐、刮痧等方法，实践证明行之有效。

抢救、挖掘、保护、整理、研究、推广这些中医特色诊疗技术，无疑会使中医药具有更强大的服务能力，提升中医核心竞争力。笔者亲眼目睹许多民间手法，效如桴鼓。可惜，由于技术持有人大多年事已高，加上复杂的文化等原因，我们眼睁睁地看着不少技术消亡。

因此，打造中医健康服务业，全面提升中医药健康服务能力，挖掘研究民间中医药特色诊疗技术是必由之路！

学院派中医应与民间中医取长补短

中国中医药报 2015年10月29日

作者：刘剑锋

　　新中国成立以来，经过60多年的发展，中医队伍主要由两部分人组成。院校教育出来的中医，一般称为学院派，是现在中医的主流，优势是接受了系统的理论教育，专科、本科、硕士、博士、博士后，几年甚至10多年，系统进行了理论学习，文化水平高，研究能力强；不足之处是，一部分人由于一系列原因，实践能力相对较弱。

　　以师承、家传、自学或久病成医等中医传统模式学习中医的民间中医，称民间派，能够生存下来的大多都有一技之长；不足之处是文化水平偏低，研究能力不够。

　　中医历史上一个常见的现象是：往往只讲述有效病例，我们的中医医案历史上鲜有失败病例，这不是事实！事实是中医很多问题一样解决不了，一部分治好，也会治不好，甚至治死。仅仅讲治好的，治坏、治死的不说，这也是中医给人爱吹嘘印象的原因之一。由于历史原因，我们不能强求古人，但对于现在的民间中医队伍来说，需提高自身文化和科技素养，才能更好地发展。

　　世界卫生组织认为：传统医学被人们认可，是对其临床效果的肯定，其中的关键在于研究方法的科学性和合理性。历史和实践证明,中医要发展,取得公认的成果,只有学院和民间结合,取长补短,才能进一步推动中医发展。国际上公认的青蒿提取物青蒿素治疗疟疾、砒霜提取物三氧化二砷治疗白血病是最好的证明。历史和实践证明:中医的两支队伍,只有团结协作,取长补短,打破中医历史上的门户之见,打破文人相轻、秘而不传的陋习,中医才能健康发展!

笔者几乎跑遍了国内31个省市,发现即使在现有政策下,许多有真才实学的民间中医生活并不艰难,很多比我们这些体制内的专家、教授要好!当地的卫生管理者经常带我去调研,他们说:我们的不少患者,官方医疗机构束手无策,民间中医治好啦!所以,技术是关键!医学的终极目的,是安全有效解决医疗保健问题,谁能解决好,社会就会最终选择谁!

青蒿素,这一传统医学送给世界的礼物,让屠呦呦研究员获得了今年的诺贝尔奖。据了解,屠呦呦在研究上遇到困难的时候,受东晋葛洪《肘后备急方》里的"又方青蒿一握以水二升渍绞取汁尽服之"17个字的启发,领悟到"水煎"之法可能会因为高温破坏青蒿中的有效成分。据此,她"改用低沸点溶剂,果然药效明显提高"。经过反复试验,最终分离获得的第191号青蒿提取物样品,显示出对疟原虫100%抑制率的令人惊喜的结果,经过后续的系列研究,最终让全球几百万人受益。

在20世纪60—70年代巡回医疗时,哈尔滨医科大学附属第一医院的药师韩太云从姓刘的民间中医那里得知用砒霜、轻粉(氯化亚汞)和蟾酥等可以治疗淋巴结核和癌症。1971年3月,韩太云将它们改制水针剂,称"713"或"癌灵"注射液,通过肌内注射,对某些肿瘤病例见效,曾在当地风行一时,但因毒性太大而放弃。哈尔滨医科大学附属第一医院中医科的张亭栋与韩太云合作继续此项研究工作。1972年后,张亭栋等筛选发现合剂中只要有砒霜就有效,而轻粉带来肾脏毒性、蟾酥带来升高血压的副作用,并无治疗作用。后来的研究者,终于发现从砒霜中提炼出三氧化二砷用于治疗急性早幼粒细胞白血病效果非常好。

如果没有后续的进一步研究,青蒿抗疟仅仅是一个记载而已,砒霜、轻粉和蟾酥等也仅仅是一个民间的中医验方,一个研究方法,可以改变整个世界。朱熹有《观书有感》一诗,"半亩方塘一鉴开,天光云影共徘徊;问渠那得清如许,为有源头活水来。"

民间中医药是中医的源头活水,这是基本的事实,我们谈中医药的继承和创新，都离不开民间中医药的实践；同时，我们也应该清醒地认识到：从源头活水，到供人可以饮用的矿泉水，还需要进一步研究，需要按照时代要求、化验、试用、审批等，才能上市；古老的中医药是伟大的宝库，如果想更好地服务人类，必须研究、总结、提高，才能更好地服务社会。

因此，历史和实践证明：在安全有效的基本标准下，用学院派掌握的先进技术和方法，对民间的经初步实践证明有效的中医技术进行研究，才能实现中医的继承和创新，发展中医，提升中医药服务能力。

四种濒临消亡的中医特色诊疗技术

民间中医特色诊疗技术整理研究启动会的相关报道

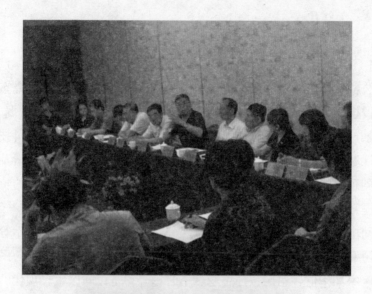

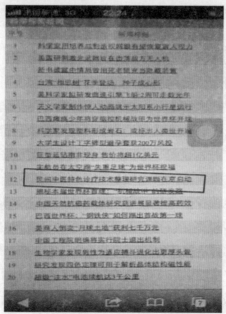

民间中医特色诊疗技术开题的新闻报道，位列新浪当日点击排名第12位

中央级公益性科研经费资助民间中医技术研究

科技日报 2014年6月19日 第09版

记者：吴红月

　　6月11日，《民间中医特色诊疗技术整理研究》课题正式启动。该课题由中央级公益性科研经费资助，由中国中医科学院民间传统医药研究室主任刘剑锋教授担任课题组负责人，是中国中医科学院建院以来第一个挖掘、整理、研究、推广民间中医特色诊疗技术的国家立项课题。刘剑锋告诉科技日报记者，该课题的启动与实施得到国家政策扶持，得到国家级科研力量及平台帮助，得到顶尖级管理团队指导，旨在选拔研究民间中医确有效果的特色诊疗技术，提升中医技术惠及大众的服务能力。

　　民间中医是指民间中医药的人员部分，通过师承、家传、自学等为主要形式学习和掌握中医技术，能够运用中医诊疗技术服务于社会的公民。历代著名的医家如华佗、扁鹊、孙思邈、李时珍等均是民间医生，现代的第一批国医大师也均是师承、家传或自学的民间医生，理论和药方与辨证随证变化更具临床操作性和精确性。

　　据介绍，广义的中医特色诊疗技术是指中医本身具有的与现代西医学有明显区别的带有自身特点的中医诊断和治疗技术。如中医的脉诊，可以诊断许多疾病，西医只是用来看心跳次数；中医针刺即可达到治疗目的，西医只是给药的一个手段；中医正骨通过手法复位，痛苦少，费用低，患者生活质量高，这些特色诊疗技术显然是中医与现代医学有明显区别的特殊技术，是中医核心竞争力的主要体现。

　　狭义的中医特色诊疗技术是相对中医主流辨证论治体系有明显区别的诊断和治疗技术，或者说现在教科书上没有使用的诊断和治疗技术，主要包括单方、验方以及药物外治的药物疗法，以及特殊的非药物的诊断和治疗方法。这些技术是根植于丰富的中华文化（包括各民族文化）的土壤中，以人的实践体验为基础的特色技术。如耳诊、手诊、现代脉诊、脊背罐诊等，经典没有记载，实践证明有较大诊断价值，可大大提高中医的服务能力和竞争力；还有各种教科书上没有的手法，其疗效往往比教科书的好。刘剑锋说，"我亲眼目睹许多民间手法，治疗效果经常会使人目瞪口呆，可惜，由于技术持有人大多年事已高，我们眼睁睁地看着不少技术消亡，这是中医的宝贵财产，也正是此次课题需要挖掘和研究的目标。"

很多特殊典籍和教科书上没有的针刺、艾灸、拔罐、刮痧等方法，实践证明行之有效。抢救、挖掘、保护、整理、研究、推广这些中医特色诊疗技术，无疑会使中医药具有更强大的服务能力，提升中医核心竞争力。

专家们指出，中医本来就来自于民间，从历史来看，中医从唐代开始才有民间官方之分。新中国成立后，国家在对医疗行为规范过程中，逐渐分化成院校派、民间派。"赤脚医生""乡村医生"是我国特有的并且一直存在的现象，散落在民间，具有鲜明特色的诊疗技术还十分多，因此，课题的挖掘整理意义尤为突出。专家建议，在整理过程中应从技术规范入手，强调保证诊疗技术安全有效，并注重完善标准化建设。

民间中医特色诊疗技术整理研究启动

中国中医药报 2014年6月12日

记者：魏　敏

6月11日，中国中医科学院首个"民间中医特色诊疗技术整理研究"课题在京启动，该课题由中国中医科学院民间传统医药研究室牵头，旨在借助国家级科研力量和平台，深入抢救、发掘、保护、研究中医药民间特色诊疗技术。

课题负责人刘剑锋介绍，该课题以非药物疗法为主要方向，用学院派科研力量研究民间中医特色诊疗技术，用现代研究方法使民间中医药特色诊疗技术落脚在"疗效"上，让确有疗效的民间中医药特色诊疗技术尽可能地揭示其科学内涵。

课题初步筛选采用小样本选样，申报中医特色诊疗技术信息时，对每个技术抽取30~50例小样本进行效果验证。同时，围绕申报项目，通过"百度"搜索基本信息和"中国知网"查询专业信息，没有文献详细记载的方法可入选。研究内容上，将对诊疗技术的操作环节、要点、注意事项、禁忌证等内容进行文字描述。

国家中医药管理局原副局长李大宁提出，民间中医药的开发重点应当放在民营医疗机构，科研设计应重点挖掘有中医特色的传统技术方法，收集大量病历质量及临床观察资料，必要时做实验支持。他建议，先梳理民间中医特色诊疗技术的源脉、特点，优化诊疗操作程序，注重临床疗效评价。

今年3月，国家中医药管理局科技司组织开展中医药传统知识调查工作，重点针对分布在基层、民间的中医药传统知识进行抢救性调查、挖掘和整理，全面掌握中医药传统知识资源状况，为制定中医药传统知识保护名录、建立中医药传统知识保护专门制度奠定基础。目前，该项工作在全国31个省、市、自治区同时铺开，并下设6个分中心，部分中心已对骨干技术人员开展了培训。

民间中医特色诊疗技术整理研究课题在京启动

中国日报网 2014年6月14日
作者：刘 杰 责任编辑：苏 蒙

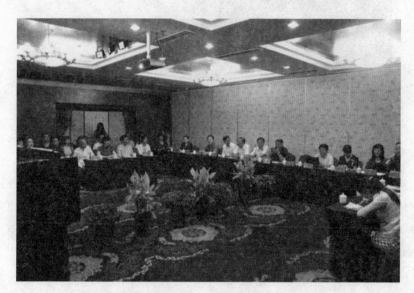
民间中医特色诊疗技术整理研究课题启动活动现场

　　2014年6月11日上午在北京齐鲁饭店成功举办了《民间中医特色诊疗技术整理研究》课题启动新闻发布会。该课题由中央级公益性科研经费资助，由中国中医科学院民间传统医药研究室主任刘剑锋教授担任课题组负责人，是中国中医科学院建院以来第一个挖掘、整理、研究、推广民间中医特色诊疗技术的国家立项课题！该课题的启动与实施得到国家政策扶持，得到国家级科研力量及平台帮助，得到顶尖级管理团队指导。课题旨在选拔研究民间中医确有效果的特色诊疗技术，提升中医技术惠及大众的服务能力！

　　启动仪式由中国医史文献研究所所长柳长华主持，出席此次活动的有国家中医药管理局直属机关党委常务副书记张为佳，中国中医科学院党委常务副书记王炼，中国中医科学院中医药发展研究中心常务副主任陈珞珈，中国民间中医医药研究开发协会会长沈志祥，中国民间中医医药研究开发协会国际针灸合作委员会会长李津丽等领导，专家学者以及民间中医人士和媒体。

149

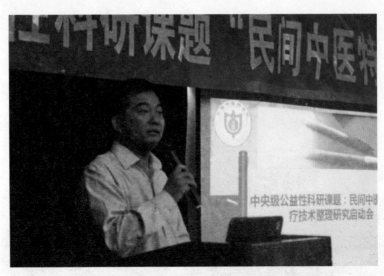

中国中医科学院民间传统医药研究室主任刘剑锋教授

　　刘剑锋指出，民间中医药作为中医药的重要组成部分，挖掘、整理民间中医特色诊疗技术对于打开整个中华文明的宝库都有着重要的意义，而由于历史、文化、管理等原因，这些技术的持有人往往仅仅停留在操作层面，相关的历史、理论以及方法的规范操作等无法进行深入研究，加上"技不外露""传子不传女""教会徒弟饿死师傅"等传统因素，严重制约了这些宝贵方法的传承和发展，导致许多方法濒临消亡，挖掘、整理、验证、推广、保护工作迫在眉睫。

　　因此，重视民间、民族医药这支中医药队伍的保护和管理，发挥这支中医药队伍的力量，抢救、挖掘、整理、保护、推广其中确有疗效的中医特色诊疗技术，是全面提高中医药的服务能力不可或缺的。

　　国家中医药管理局原副局长李大宁提出，民间中医药的定位是——散在民间，有价值的、尚未但需要挖掘整理的中医药特色诊疗技术。民间中医药的开发重点应当放在民营医疗机构，课题组各项研究工作必须在医务人员的指导下，在研究方案论证下进行，做到谨慎严谨。科研设计应重点挖掘有中医特色的传统技术方法，收集大量病历及临床观察资料，必要时做实验支持。他建议，先梳理民间中医特色诊疗技术的源脉、特点，优化诊疗操作程序，注重临床疗效评价。

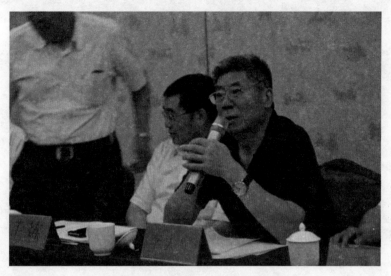

国家中医药管理局原副局长李大宁

许多深受民众欢迎的方法技术深藏民间，由于缺少顶层设计与发展规划、政府支持不够或秘而不传等因素，没有全面系统地专项研究，部分行之有效的中医药诊疗技术、方法濒于失传。

据了解，本课题旨在用学院派的科研力量来研究民间中医特色诊疗技术，优势互补，用现代研究方法使得民间中医药特色诊疗技术落脚在"疗效"二字上，使确有疗效的民间中医药特色诊疗技术尽可能地揭示其科学内涵，并得以绵延保存，整合各方资源，团结各方力量，抢救、挖掘、整理、研究、推广濒临消亡的民间中医特色诊疗技术，促进整个中医学的发展和创新，提高中医药的服务能力，丰富中华文明的宝库，使中医梦更强大，中国梦更强大，让中医药更好地服务人类健康。